长沙民政职业技术学院学术专著出版基金资助项目

老年康复护理研究

李 敏——著

LAONIAN KANGFU HULI YANJIU

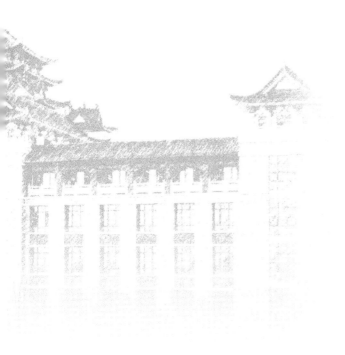

湖南大学出版社·长沙

内容简介

本著作共分六章，主要内容包括绪论、文献综述、老年健康评估、老年康复护理基本技术探析、老年常见疾病康复护理研究、健康素养等，旨在通过对老年康复护理的理论和实践的研究，为相关学习者、研究人员、决策者以及康复护理技术人员提供一定的参考和借鉴。

图书在版编目（CIP）数据

老年康复护理研究/李敏著．—长沙：湖南大学出版社，2020.9

ISBN 978-7-5667-1857-0

Ⅰ.①老… Ⅱ.①李… Ⅲ.①老年病—康复—护理—研究 Ⅳ.①R473

中国版本图书馆 CIP 数据核字（2019）第 273202 号

老年康复护理研究
LAONIAN KANGFU HULI YANJIU

著　　者：	李　敏
责任编辑：	罗红红
印　　装：	广东虎彩云印刷有限公司
开　　本：	710 mm×1000 mm　1/16　印张：13　字数：213 千
版　　次：	2020 年 9 月第 1 版　印次：2020 年 9 月第 1 次印刷
书　　号：	ISBN 978-7-5667-1857-0
定　　价：	48.00 元

出 版 人：李文邦
出版发行：湖南大学出版社
社　　址：湖南·长沙·岳麓山　邮　编：410082
电　　话：0731-88822559（营销部），88821343（编辑室），88821006（出版部）
传　　真：0731-88822264（总编室）
网　　址：http://www.hnupress.com
电子邮箱：pressluohh@hnu.cn

版权所有，盗版必究

图书凡有印装差错，请与发行部联系

前　言

随着老龄化社会的到来，老年人的健康服务问题日益受到世界各国的重视。研究老年人的康复护理，比如如何满足老年人的健康需求，如何提供优质的老年康复护理，如何提高老年人的生活质量，已成为医学及社会领域的重要课题。随着社会的发展，人们对健康的要求不断提高，对治疗疾病的要求以全面康复为目标，重视疾病康复，重视治疗后生活质量的提高。康复护理学是康复医学的重要组成部分，康复护理技术贯穿于康复治疗的全过程。近年来，由于生物—心理—社会医学模式的转变，对护理提出了更高的要求。老年康复护理是属于康复护理学的一个分支。本书系长沙民政职业技术学院学术成果，紧跟当代老龄化形势，通过国内外对比研究，并在调查问卷和医学研究证据的基础上，对老年康复护理的理论和实践进行了深入探讨和研究。

作者前期做了大量的文献梳理，并在湖南省内进行了为期3个月的扎实的实地调研，收集整理数据后进行统计分析，历时一年半终于完成研究著作，前后进行了7次审核，以确保质量。本著作参考了前期研究者的研究成果及论述观点，为相关学习者、研究人员、决策者以及康复护理技术人员提供参考依据。在此感谢所有在研究、写作及出版过程中提供帮助的人们！由于时间仓促，难免不足，恳请批评指正。

李敏
2020年3月

目 次

第一章 绪 论

　　第一节　研究背景 …………………………………………………… 1
　　第二节　相关概念界定 ………………………………………………… 3
　　第三节　研究意义 …………………………………………………… 5
　　第四节　研究方法与技术路线 ………………………………………… 6
　　第五节　研究内容及创新 ……………………………………………… 8

第二章 文献综述

　　第一节　国外研究状况 ……………………………………………… 10
　　第二节　国内研究状况 ……………………………………………… 20

第三章 老年健康评估

　　第一节　生理健康评估 ……………………………………………… 26
　　第二节　心理健康评估 ……………………………………………… 34
　　第三节　社会健康评估 ……………………………………………… 52
　　第四节　康复护理评估 ……………………………………………… 60
　　第五节　湖南省残疾老年人健康评估研究结果 …………………… 63

第四章　老年康复护理基本技术探析

第一节　康复护理环境探析 …………………………………………… 71
第二节　物理疗法及康复护理探析 …………………………………… 77
第三节　作业疗法及康复护理探析 …………………………………… 92
第四节　心理康复护理探析 …………………………………………… 96
第五节　老年言语障碍的康复护理探析 …………………………… 101
第六节　中医疗法及康复护理探析 ………………………………… 106
第七节　日常生活活动能力的康复护理探析 ……………………… 112
第八节　辅助器具的使用探析 ……………………………………… 125

第五章　老年常见疾病康复护理研究

第一节　神经系统疾病的康复护理研究 …………………………… 131
第二节　骨骼肌肉系统疾病的康复护理研究 ……………………… 154

第六章　健康素养

第一节　理论基础 …………………………………………………… 188
第二节　老年人健康素养提升的策略研究 ………………………… 190

结　　语 ………………………………………………………………… 193
参考文献 ………………………………………………………………… 195

第一章 绪 论

第一节 研究背景

一、老年人与人口老龄化

人在不同的年龄阶段，会经历一系列生理及心理的变化。随着年龄的不断增长，人体在形态和功能上都会出现不可逆的进行性、衰退性的变化。人体衰老是一个渐进性的过程，老年期是生命周期的终末阶段。影响衰老的因素众多，且人体各器官的衰老进度不一，个体差异性大。因此，"老年"只是一个概括的含义，很难准确界定个体进入老年的时间。

1. 世界卫生组织（WHO）对老年人年龄的划分标准

（1）世界卫生组织针对不同区域老年人的划分标准：在发达国家将65岁以上的人群定义为老年人；在发展中国家将60岁以上人群称为老年人。我国目前仍为发展中国家的标准。

（2）世界卫生组织根据现代人生理、心理结构上的变化而界定的新标准：将60—74岁的人定义为年轻老年人；将75—89岁的人定义为老年人；将90岁以上的人定义为非常老的老年人。

2. 我国对老年人年龄的划分标准

中华医学会于1982年建议：我国以60岁以上为老年人。以45—59岁为老年前期（中老年人），60—89岁为老年期（老年人），90岁以上为长寿期（长寿老人）。

3. 人口老龄化的概念

人口老龄化简称人口老化，是人口年龄结构的老龄化。它是指老年人口占总人口的比例不断上升的一种总动态过程。死亡率的下降、平均寿命的延长是世界人口趋向老龄化的直接原因。

4. 老龄化社会

世界卫生组织对老龄化社会的划分有两个标准（见表1-1）。

表1-1　世界卫生组织对老龄化社会划分的标准

	发达国家	发展中国家
老年人老龄界限	65岁	60岁
青年型老年人口系数	<4%	<8%
成年型老年人口系数	4%~7%	8%~10%
老年型老年人口系数	>7%	>10%

（1）发达国家的标准：65岁以上人口占总人口比例的7%以上定义为老龄化社会（老龄化国家或地区）。

（2）发展中国家的标准：60岁以上人口占总人口比例的10%以上定义为老龄化社会（老龄化国家或地区）。

二、健康与康复

1. 健康

目前普遍公认的"健康"是1946年7月由61个国家代表签署的《世界卫生组织组织法》的定义：不仅没有疾病或虚弱的状态，而且身体、精神与社会适应处于完好状态。该定义认为健康的个体具有四个维度：躯体健康、心理健康、道德健康和良好的社会适应性。2016年10月25日中共中央国务院印发《"健康中国2030"规划纲要》提出："以提高人民健康水平为核心，以体制机制改革创新为动力，以普及健康生活、优化健康服务、完善健康保障、建设健康环境、发展健康产业为重点，把健康融入所有政策，加快转变健康领域发展方式，全方位、全周期维护和保障人民健康，大幅提高健康水平，显著改善健康公平，为实现'两个一百年'奋斗目标和中华民族伟大复兴的中国梦提供坚实健康基础。"

2. 康复

康复（rehabilitation）最早来源于拉丁语，原意是"复原""恢复""恢复原来的健康及正常的生活"。人们对康复的认识经历了一个发展的过程。在第一次世界大战时 rehabilitation 具有了"对身心残疾者进行治疗，使其重返社会"的含义；到第二次世界大战时，将"康复"的用法确定下来。Rehabilitation 一词的演变过程，说明该词的含义不仅局限于伤残者的生理功能的恢复，而是其全部生存权利的恢复。20世纪90年代世界卫生组织对康复的定义是："综合协调地应用各种措施，最大限度地恢复和发展病、伤、残者的身体、心理、社会、职业、娱乐、教育与周围环境相适应方面的潜能，以减少病、伤、残者身体的、心理的和社会的功能障碍，使其重返社会，以提高生存质量。"

第二节 相关概念界定

一、康复医学

康复医学是研究、应用医学科学及其相关技术，使功能障碍者的潜在能力和残存功能得到充分发挥的一门学科。

康复医学研究的对象是躯体残疾者、有功能障碍的慢性病人和老年病人，改善其生理和心理的整体功能，使其在精神上和职业上得到康复，为其重返社会创造条件。康复医学始终贯穿于疾病康复治疗的全过程，它是一个系统工程，需要整个社会的参与，靠自身是难以实现的。康复医学狭义的概念是以功能为导向，应用医学和康复工程的技术，研究有关功能障碍的预防、评估和处理的一门医学科学。

临床医学以疾病治疗为主，康复医学以功能障碍康复为主。康复医学将功能障碍分为器官水平的病损、个体水平的残疾和社会水平的残障三种。对疾病损伤引起的形态功能障碍要及时治疗，促进功能恢复，预防并发症；对于个体的残疾，采取适应和代偿的方法，借助辅助器、自助器提高日常生活活动能力，如配置矫形器、假肢和轮椅等用品；社会功能发生障碍时，要改善环境，包括公共设施和社会环境，如交通、房屋和街道等，使残障病人能平等地参与各种社会活动。随着社会的发展，康复事业也得到了长足的进步。21世纪的康复医学既要注意残疾者功能的恢复，还要注意对其病理变化进行干预，以减少或终止对功能的进一步损害，提高康复医学在康复过程中的效果。

二、康复护理

康复护理是在总的康复治疗计划实施过程中，为达到躯体、精神、社会和职业全面康复的目的，紧密配合康复治疗师和其他康复专业人员，对康复对象进行的除基础护理以外的功能促进护理，包括预防、早期识别、门诊检查、住院治疗及出院后的护理等。

康复护理学是一门旨在研究病、伤、残者身体及精神康复的护理理论、知识、技能的科学，与预防、保健、临床护理共同组成全面的护理。

国外的康复护理人才队伍建设伴随着康复医学的发展而发展。用"Rehabilitation Nusing"在 PubMed 数据库搜索到 23 196 篇英文文献，从文献来看，护理职业教育最先起源于 19 世纪中叶的英国，现代护理的创始人南丁格尔于 1860 年创办了世界上第一所护士训练学校；高等护理职业教育始于 1909 年美国的明尼苏达大学。从 20 世纪 50 年代开始，美国的护理职业教育在国家政策的鼓励下蓬勃发展起来。发达国家和地区的现代康复工作均为多学科康复团队共同完成，经过长期探索，其内部各成员的角色逐渐明确，并得到了相应的专业化发展。康复专科护士作为多学科康复团队的主要成员，也在日趋专业化。

经过多年实践，美国已经建立较为权威的康复专科护士认证机构，形成了较为成熟的认证制度和培训方法，为培养专业的康复护理人才奠定了基础。截至 2010 年，美国已拥有大约一万名经过认证的康复专科护士。

在英国，护理专业已经走向专科发展。以英国名列前茅的知山大学为例，护理专业分为成人（adult）、小儿（child）、精神（mental health）和学习障碍（learning disabilities）四个分支。学生只能选择一个方向学习。四个分支护理专业教育均有专门的康复护理系列课程。医院的康复科建设得相当完善，例如英国的 Southport Hospital（绍斯波特医院）的康复科有专门的体育馆，以及专门为残障人士使用的口动鼠标等设施设备。

德国的康复护理已深入"治未病"的行列，从学校课程设置到岗位实践都进行专业培养。德国人通常购买由商业保险公司提供的"医疗健康保险",保险公司定期组织参保人员进行体检,根据评估风险大小不同,保险公司提供相应的康复治疗经费,专业的康复治疗和康复护理针对性指导,将发生疾病的概率降到最低。社区康复医院只需提供少量的床位,将更多的空间用于建设治疗中心。在综合医院,康复科成为医院一个公共职能部门,辐射到骨科、神经科、呼吸科、老年科、心脏科甚至产科。德国的康复理念非常先进,康复护理已经渗透到以患者为中心的康复团队模式中。

日本的康复护理除负责临床常规护理工作外,还要掌握有关功能训练的技术,配合各专业康复师,对病人进行持续功能训练和评价。以病人为中心的护理观念贯穿始终,帮助伤残人士真正回归社会。

第三节 研究意义

一、社会价值

人口老龄化是全球面临的一个巨大挑战,按照联合国的标准即一个国家65岁以上的老年人占总人口比例超过7%,或60岁以上的人口超过10%即为"老年型"国家,目前世界上有60多个国家为老龄化社会。据世界人口网统计,2015年中国人口达到13.69亿人,人口数量位居世界第一,占世界总人口的18.84%。民政部《2015年社会服务发展统计公报》显示,我国老年人口已达2.22亿人,占国家总人口的16.1%,中国的养老服务在未富先老的现状下经受了前所未有的考验。伴随着人口老龄化进程的加快,失能老人的人口数量也迅速增多,相关数据显示,2010年末全国城乡部分失能和完全失能老年人约3 300万人,占总体老年人口的19%。其中完全失能老年人1 080万人,占总体老年人口6.23%。2014年我国失能半失能老人数量已高达3 600万。中国老龄工作委员会办公室发布的《第四次中国城乡老年人生活状况抽样调查》显示,到2015年,我国部分失能和完全失能老人达4 063万人,占总体老年人口的19.5%。如此庞大的失能老人群体,主要是由于各种原因引起的身体残疾导致的失能或半失能。老年人如能得到科学的康复护理,可以使老年阶段健康时间延长，促进残疾老人部分身体功能的恢复，维护老人的自尊，提高老人的生活质量。

二、理论意义

在中国期刊全文数据库用"康复护理"搜索到 16 966 篇文献，而用"老年康复护理"搜索，仅仅搜到 41 条文献，且已有的文献仅仅局限于一个微观研究切入点。中国知网和万方尚未搜到"老年康复护理"著作，京东商城搜索到 5 本相关书籍，均为针对某个疾病或某个领域的康复护理，不是严格意义上的老年康复护理研究著作。因此本人选择老年康复护理进行研究，以期弥补我国该理论研究领域的不足。

三、实际意义

借鉴国内外已有的理论基础和实践经验，结合我国实际情况，针对老年人群体的特点，将理论研究与临床研究相结合，尝试将老年健康评估、老年康复护理技术、常见老年疾病康复护理等理论应用于实践中，并针对现存的问题，概括总结一些促进老年人健康及提升健康素养的建议和对策，为相关决策者以及康复护理技术人员提供参考依据。

第四节　研究方法与技术路线

一、研究方法

本研究在中外相关文献对比研究的基础上，运用系统论、专家咨询法、经济学研究方法论等理论和社会学、人口学、管理学、卫生事业管理学等学科知识开展研究。选择湖南省为研究现场，进行实地调研，为老人康复护理提供科学依据，为政府迫切希望改善老人康复护理问题提供科学可行的建议，并以此提升老人健康素养，使这部分重点人群得到较好的康复护理，真正实现安享晚年。

二、技术路线

具体的技术路线见图 1-1。

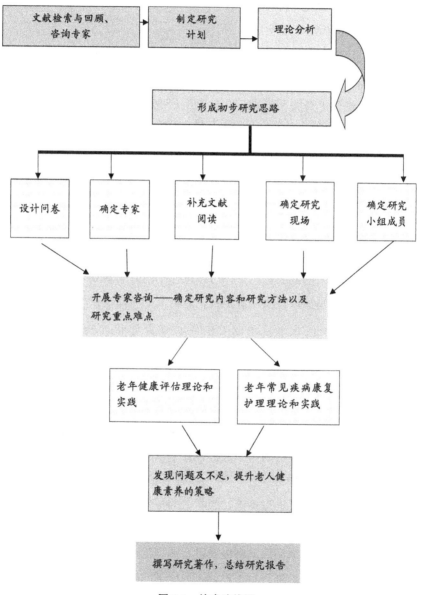

图 1-1 技术路线图

第五节 研究内容及创新

一、研究内容

1. 老年康复护理研究现状

着眼于人口学、老年学、康复医学、康复护理学、心理学、社会学及管理学等研究视域，将国内外老龄化状况、康复研究进展以及老年康复护理研究进展的研究理论进行了查阅和梳理，在已有的研究成果上，奠定研究理论基础，结合当前实际形势，发现存在的问题和不足，从而确立研究方向。

2. 老年健康评估研究现状及存在的问题

健康评估是评价老年人健康与否的标准，也是评判康复护理效果的工具。首先将老年健康评估的相关理论、方法和内容进行了梳理，从生理、心理和社会等不同角度来界定老年人的健康状况，并为老年康复提供科学的评价标准和工具，主要在生理健康评估、心理健康评估、社会健康评估、康复护理评估等几个方面围绕老年人的健康进行了探讨，选择湖南省为现场，研究残疾老人的现状，为后面的康复护理提供评价工具，为本书的写作提供丰富的理论支持。

3. 老年康复护理基本技术以及老年疾病康复护理研究现状及存在的问题

主要包括康复护理环境探析、物理疗法及康复护理探析、作业疗法及康复护理探析、心理康复护理探析、老年言语障碍的康复护理探析、中医疗法及康复护理探析、日常生活活动能力的康复护理探析以及辅助器具的使用探析，分别从理论和实践两方面进行老年康复护理基本技术的研究，借鉴最新的国内外康复理念以及临床康复护理技术，为老年康复护理提供主要的理论和技术支持，遵循科学的老年康复护理理论，为本书的写作和研究总结提供了理论和实践依据。

结合医院大量的临床实践案例以及已有的理论基础，从理论和实践两方面对老年常见疾病的康复护理进行了论证，为全书的主要核心部分，包括了神经系统疾病的康复护理研究，骨骼肌肉系统疾病的康复护理研究，其他系统疾病例如糖尿病、慢性阻塞性肺疾病、癌症、高血压、冠心病和精神疾病等的康复护理研究以及常见疾病的康复护理理论解析与实践，收集临床上大量的实际案例进行验证和评价，最终构建老年常见疾病康复护理的结论和实践方法，为老年人的疾病康复提供科学依据。

4. 改善和解决老年康复护理存在的不足和问题，提升老年人健康素养的策略

首先，介绍理论基础，包括健康素养的界定、老年人健康素养研究进展以及老年人健康素养存在的问题。然后，回顾综合研究，提出提升老年人健康素养的策略，包含提升老年人健康素养的社会环境策略，以及针对老年人个体建议策略。响应国家"十三五"规划关于老年人健康素养提升并提供可行性策略，从而得出研究结论。最后，结合国际先进理论和方法以及我国已有的经验，切合国内老年人群体的实际健康状况，针对现存的问题，概括总结了一些促进老年人健康及提升健康素养的建议和对策，以及需要进一步研究的问题，为相关决策者以及康复护理技术人员提供参考依据。

二、创新之处

1. 研究视角的新颖性

以老年人为研究群体，对国内外老龄化状况、康复研究进展以及老年康复护理研究进展的研究理论进行了查阅和梳理，在已有的研究成果上，结合当前实际形势，发现老年康复护理的研究远远不能满足实际需求，从而确立研究方向。选题具有新意，紧贴我国现阶段关于提升老年人健康素养的目标，提出外部所在环境以及老年个体所需改善的建议和策略。

2. 研究方法的多样性

研究方法上应用查阅文献法、专家咨询法、实践研究法等多种研究方法，将理论研究与临床研究相结合，从理论和实践上，尝试将国际老年健康评估、老年康复护理技术、常见老年疾病康复护理等理论应用于实践中，探讨存在的问题以及改进的策略。

第二章 文献综述

第一节 国外研究状况

一、国外老龄化状况

1. 全球人口现状及发展趋势

（1）全球人口数及发展趋势。联合国人口统计数据显示，2017 年底全球人口已达 75.5 亿人，60 岁以上人口为 9.6 亿人，65 岁以上人口为 6.6 亿人；按目前的世界人口总体增长趋势以及老化速度，到 2030 年，全球人口将达到 85.5 亿人，60 岁以上人口将达到 14.1 亿人，65 岁以上人口将达到 9.97 亿人；到 2050 年，全球人口将达到 97.7 亿人，60 岁以上人口将达到 20.8 亿人，65 岁以上人口将达到 15.5 亿人。全球人口总体趋势是人口数量增加，老年人口数量增多，老龄化速度加快，老龄化形势严峻。详见表 2-1。

表 2-1 全球按年龄分组的人口现状与趋势[①]

千人

年龄(岁)	1950 年	2017 年	2030 年	2050 年
0—14	868 845	1 956 906	2 025 226	2 082 813
15—59	1 465 095	4 631 093	5 119 868	5 608 551
60—64	73 520	305 503	409 161	534 395
65—69	55 195	237 956	340 749	450 306
70—74	37 431	164 194	260 703	367 095
75—79	21 923	117 328	193 624	303 936

① 此数据来源于联合国官方网站统计司的人口数据，网站上列出单位为"千人"，因此为避免数据有误，直接引用网站单位和数据。

续表

年龄(岁)	1950年	2017年	2030年	2050年
80—84	9 619	76 700	113 860	220 011
85—89	3 468	40 190	56 175	128 117
90—94	946	15 975	24 036	55 982
95—99	197	3 932	6 643	17 454
100+	35	485	1 153	3 165
合计	2 536 274	7 550 262	8 551 198	9 771 825

(2) 全球老年人口比例及发展趋势。2017年底，全球60岁以上老年人口占总人口的12.8%，65岁以上人口占总人口的8.7%；到2030年全世界60岁以上老年人口将占总人口的16.4%，65岁以上人口将达到总人口的11.7%；到2050年全世界60岁以上老年人口将占总人口的21.3%，65岁以上人口将达到总人口的15.8%。2017年，全球各年龄组人口比例分布及趋势详见表2-2、表2-3：

表2-2 全球各年龄组人口比例分布及趋势

%

年龄（岁）	1950年	2017年	2030年	2050年
0—14	34.3	25.9	23.7	21.3
15—59	57.7	61.3	59.9	57.4
60+	8.0	12.8	16.4	21.3
65+	5.1	8.7	11.7	15.8
80+	0.6	1.8	2.4	4.3

表2-3 按年龄分组的人口增长率（年平均变化）

%

年龄（岁）	1950—1955年	2010—2015年	2030—2035年	2045—2050年
0—14	2.5	0.7	0.1	0.2
15—59	1.4	1.0	0.6	0.2

续表

年龄（岁）	1950—1955 年	2010—2015 年	2030—2035 年	2045—2050 年
60+	1.4	3.3	2.4	1.9
65+	1.7	2.8	2.9	1.8
80+	2.4	3.3	4.6	3.2

从表 2-3 可以看出，全球人口各年龄段总体呈现增长趋势，60 岁以上人口年平均增长最快的是 2010—2015 年，年平均增长 3.3%；2010—2015 年 80 岁以上老年人口年平均增长率也是 3.3%。按目前人口老化趋势及速度，65 岁以上人口年平均增长最快的是 2030—2035 年，将年平均增长 2.9%；80 岁以上老年人口年平均增长最快的时期是 2030—2035 年，将年平均增长 4.6%。2010 年之后，80 岁以上老年人口年平均增长速度均列于其他年龄组前茅，老龄化和高龄化趋势非常明显。

（3）世界上多数国家已经跨入老龄化国家行列。联合国人口统计数据显示，老龄化程度比较严重的国家/地区由高到低排名，前 5 名是：第一名日本，65 岁以上老年人口占总人口的 27.05%；第二名意大利，65 岁以上老年人口占总人口的 23.02%；第三名葡萄牙，65 岁以上老年人口占总人口的 21.5%；第四名德国，65 岁以上老年人口占总人口的 21.45%；第五名芬兰，65 岁以上老年人口占总人口的 21.23%。详见表 2-4：

表 2-4 世界各国/地区 65 岁以上老年人口比例排名（前 62 名）

国家/地区	所在洲	65 岁及以上老年人口占总人口比重	排名
日本	亚洲	27.05%	1
意大利	欧洲	23.02%	2
葡萄牙	欧洲	21.5%	3
德国	欧洲	21.45%	4
芬兰	欧洲	21.23%	5
保加利亚	欧洲	20.8%	6
希腊	欧洲	20.4%	7
瑞典	欧洲	19.99%	8

续表1

国家/地区	所在洲	65岁及以上老年人口占总人口比重	排名
拉脱维亚	欧洲	19.75%	9
克罗地亚	欧洲	19.72%	10
法国	欧洲	19.72%	10
丹麦	欧洲	19.68%	12
爱沙尼亚	欧洲	19.45%	13
西班牙	欧洲	19.44%	14
马耳他	欧洲	19.43%	15
奥地利	欧洲	19.2%	16
斯洛文尼亚	欧洲	19.06%	17
捷克	欧洲	19.03%	18
立陶宛	欧洲	19.0%	19
荷兰	欧洲	18.78%	20
匈牙利	欧洲	18.58%	21
比利时	欧洲	18.57%	22
英国	欧洲	18.52%	23
瑞士	欧洲	18.44%	24
罗马尼亚	欧洲	17.85%	25
塞尔维亚	欧洲	17.37%	26
加拿大	美洲	16.98%	27
挪威	欧洲	16.82%	28
波兰	欧洲	16.76%	29
波黑	欧洲	16.57%	30
乌克兰	欧洲	16.46%	31
库拉索	美洲	16.37%	32
中国香港	亚洲	16.3%	33
澳大利亚	大洋洲	15.5%	34
美国	美洲	15.41%	35

续表 2

国家/地区	所在洲	65 岁及以上老年人口占总人口比重	排名
新西兰	大洋洲	15.32%	36
波多黎各	美洲	15.17%	37
斯洛伐克	欧洲	15.07%	38
巴巴多斯	美洲	14.95%	39
格鲁吉亚	亚洲	14.86%	40
白俄罗斯	欧洲	14.8%	41
黑山	欧洲	14.76%	42
古巴	美洲	14.74%	43
乌拉圭	美洲	14.66%	44
冰岛	欧洲	14.43%	45
卢森堡	欧洲	14.31%	46
俄罗斯	欧洲	14.18%	47
爱尔兰	欧洲	13.93%	48
韩国	亚洲	13.91%	49
塞浦路斯	欧洲	13.42%	50
马其顿	欧洲	13.26%	51
阿尔巴尼亚	欧洲	13.19%	52
阿鲁巴	美洲	13.09%	53
新加坡	亚洲	12.92%	54
以色列	亚洲	11.73%	55
泰国	亚洲	11.37%	56
亚美尼亚	亚洲	11.23%	57
阿根廷	美洲	11.2%	58
智利	美洲	11.09%	59
毛里求斯	非洲	10.95%	60
摩尔多瓦	欧洲	10.86%	61
中国	亚洲	10.64%	62

从表 2-4 可以看出，多数发达国家 65 岁以上老年人口占总人口比重大，部分发展中国家老龄化程度不容乐观。按照世界卫生组织对老龄化社会的划分标准来判断，目前尚未进入老龄化社会的国家绝大多数分布在非洲和亚洲。

2. 世界人口老龄化的趋势与特点

（1）人口老龄化的进度加快。1950 年全世界大约有 2.0 亿老年人，1990 年为 4.8 亿人，2002 年则达到 6.29 亿人，占全世界人口总数的 10%。预计到 2050 年，老年人数量将增到 19.64 亿人，占全世界总人口的 21%，平均每年增长 9 000 万人。2018 年世界人口数据显示，多数国家人口老龄化的进度加快。

（2）人口平均预期寿命不断延长。近年来，世界各国人民的平均寿命都呈现出不同程度的增长。19 世纪许多国家人口的平均寿命仅有 40 岁左右，20 世纪末则达到 60—70 岁，一些国家甚至已经超过 80 岁。2012 年美国对 220 个国家及地区的调查显示，世界人均寿命为 67.7 岁，人均寿命超过 80 岁的国家或地区有 29 个，从排在前十名国家或地区的地理位置看，亚洲国家占 60%；最长寿的国家是摩纳哥，人均寿命高达 89.73 岁，中国澳门位居第 2，中国香港位居第 8，中国内地则排在第 94 名，但高于世界人口平均寿命 7.61 岁。联合国经济和社会事务部人口司发布的统计数据显示，2010—2015 年，全球男性平均预期寿命是 68.6 岁，女性平均预期寿命是 73.1 岁；预期到 2045—2050 年，全球男性平均预期寿命是 74.7 岁，女性平均预期寿命是 79.3 岁。由此可见，人口平均预期寿命不断延长。

（3）高龄老年人（80 岁以上老年人）增长速度快。调查显示，高龄老年人口是老年人口中增长最快的群体。1950—2050 年，80 岁以上人口以平均每年 3.8% 的速度增长，大大超过 60 岁以上人口的平均增长速度（2.6%）。2000 年，全球高龄老年人口达 0.69 亿人，大约占老年人口的 1/3。2017 年全球 80 岁以上人约 1.37 亿人，预计至 2050 年，80 岁以上高龄老年人约 4.25 亿人。

（4）老年人口重心从发达国家向发展中国家转移。1950—2050 年的 100 年间，世界老年人口日趋往发展中国家集中，相比 1950 年，预计 2050 年发达国家的老年人口将增加 3.8 倍，发展中国家的老年人口将增加 14.7 倍。1950—1975 年，老年人口比较均匀地分布在发展中国家和发达国家，2000 年发展中国家的老年人口数约占全球老年人总数的60%。预计至2050年，全球约有82%的老年人（即16.1亿人）将生活在发展中国家，约3.6亿老年人将生活在发达国家。

（5）老年妇女占老年人口中的多数。多数国家老年人口中女性数量超过男性，其原因是男性的寿命比老年女性短，如美国女性的平均预期寿命比男性高6.9岁，日本女性的平均预期寿命比男性高5.9岁，法国女性的平均预期寿命比男性高8.4岁，中国女性的平均预期寿命比男性高3.8岁。

二、国外康复研究进展

康复最早来源于拉丁语，原意是"复原""恢复""恢复原来的健康及正常的生活"。从最开始的定义可以看出，最早的康复研究是伴随着人类为了生存以及征服大自然的过程而产生的。后来，随着医学科学研究的兴起和发展而不断获得更新。20世纪90年代世界卫生组织明确指出康复的定义："综合协调地应用各种措施，最大限度地恢复和发展病、伤、残者的身体、心理、社会、职业、娱乐、教育与周围环境相适应方面的潜能，以减少病、伤、残者身体的、心理的和社会的功能障碍，使其重返社会，以提高生存质量。"

对于处于弱势地位的残障人士来说，由于肢体或精神、智力上的残障，他们即便享有了平等的法律地位，实质上仍然受到了一定的限制，使其无法与他人公平竞争，从而无法实现真正意义上的平等及正义。对于残障人士来说，其自身的缺陷使其生存能力减弱，他们在参与社会生活时，会遭遇更大的困难，必须付出更多的努力。联合国大会（以下简称联大）早于1971年12月20日就宣布了《智力迟钝者权利宣言》，又于1975年12月9日宣布了《残疾人权利宣言》，该宣言表示残疾人应享有同其他人一样的公民权利和政治权利。宣言中称，残疾人有权接受公平待遇和服务，以充分发展他们的能力和技能，并加速他们参与社会生活或重新参与社会生活的进程。联大还将1983—1993年定为"国际残疾人十年"，鼓励促进各成员国实现残疾人充分参加社会生活和享有社会发展的权利以及与其他公民拥有相同生活条件的权利。1982年12月3日，联大通过了《关于残疾人的世界行动纲领》，该行动纲领强调残疾人有权享有与其他公民同样的机会，并且平等分享因社会和经济发展而改善了的生活条件。

1. 德国的康复研究进展

众所周知，德国是世界上较早建立完整社会保障体系的国家，尤其在康复领域拥有完备的体系（预防性康复、综合医院住院期的急性期康复、专业康复医院稳定期康复和出院后的社区康复），分工明确的高水平专业人员（康复医生、物理治疗师、作业治疗师、语言吞咽治疗师、心理学医生、水疗治疗师、康复护士）和覆盖全面的康复保险体系（医疗保险、养老保险、工伤保险、护理保险，涵盖不同患者的不同康复阶段）。2001年7月1日实施的《德国残疾人康复与参与法》，是按照国际条约以实现残疾人充分参加社会生活和享有社会发展带来的权利的目标和理念所制定，它被归入社会法典中，成为德国社会保障体系的一部分；2002年5月1日实施《残疾人平等法》，残疾人的平等权正式以法律形式被规定在公法部分中。在法律的保障下，德国关爱残疾人的社会保障制度一直是世界公认成功的典范。德国的伤残康复不仅是工伤保险的三大环节之一，同时也在医疗、护理、养老等领域占有非常重要的地位。德国的伤残康复主要面对如下几个群体：遭受职业伤害需要康复者、患病失去或部分失去劳动能力者、伤残青少年和儿童。德国的工伤康复包括职业康复、社会康复和心理康复，这三种康复基本上是同时进行的，具体包括：通过建议、措施安排、培训或人员流动，帮助伤残者保留原来的职位或重新获得其他的职位；提供伤残康复必需的任何训练；提供进修课程、职业训练、继续培训及其所需要的任何支持；使伤残者找到合适的职位或实现自我雇佣所需的其他职业训练等。在法律和社会保障制度的有力保障下，德国的康复研究得到了蓬勃的发展，在各类疾病的预防及康复研究方面积累了相对丰富的经验。目前，德国医疗保险、养老保险纷纷开始在康复领域进行各自的数字化医疗和远程康复的试点项目。2017年2月15日发布了"德国国家养老保险对数字化远程康复的要求"，宣布将数字化远程康复医疗纳入保险范畴，预示着信息化时代康复体系的不断完善。

2. 美国的康复研究进展

美国康复医学发源于20世纪初对伤残士兵的体能和职业训练，直至20世纪40年代，康复医学在理论和实践上已经较为成熟，并逐渐诞生了肿瘤康复的理念。美国国会1965年通过了89—239号公法,即《心脏病、肿瘤、中风法案》(the Heart, Cancer and Stroke Act);1965年由约翰逊总统签署的《康复法案》公布实施,这项法案使得联邦政府对康复服务的资金投入比重超过了70%。1973年,美国国会通过了《1973年国家康复法案修正案》,其中的第504条明确禁止任何联邦政府部门和机构对残障人士歧视。此后1990年颁布的《美国残疾人法案》扩展到禁止所有雇主对残疾人工作权利的歧视。因此可以说,美国现代康复医疗从20世纪40年代开始发展,迄今已有将近80年历史,相比我国成熟很多。美国康复医疗体系的建立离不开美国医疗保险支付制度的建立和发展,甚至整个医疗体系都在医疗保险制度的主导下。医疗保险组织像一只无形的巨手,利用市场原理调节医院的收费标准,控制医疗资源的使用模式。从1982年起,美国就对急性病医院开始实施以诊断相关分类法(diagnosis-related groups, DRGs)为基础的定额预付制,借由前瞻性支付制度(prospective payment system)节约医疗资源,即以疾病诊断为单位计算定额。综合医院和急诊医院鼓励患者提早出院以加快周转,因此对急性后期治疗(post-acute care, PAC)的需求应运而生。PAC是介于急性期医疗和长期照顾(long-term care, LTC)之间的服务,是指患者在接受急性期治疗后,为了恢复身体原有的功能,还需要一段时间的医疗专业服务。而LTC则针对各个年龄段的慢性病患者或残疾人,为其提供生活护理和少量的医疗支持。PAC和LTC都提供如物理治疗(physical therapy, PT)、作业治疗(occupational therapy, OT)、言语治疗(speech therapy)、吞咽治疗(swallow therapy)、心理治疗、娱乐治疗、支具和矫形器治疗等康复治疗,只是治疗的密度和强度不同。由此可见,美国的康复研究比较深入全面。

3. 日本的康复研究进展

1923年,高木宪次教授成立"日本肢体不自由儿福利协会",标志着日本康复事业展露雏形。康复概念随后引进日本,于1945年正式起步,20世纪60年代起进入迅速发展阶段。政府的重视和投入,业界人士的不懈努力及社会的支持合作使日本康复教育体系、医疗机构运营、社会保障系统等均不断完善,直至今日与西方国家并驾齐驱,领先于同时期开展康复事业的大部分国家。1972年日本东京大学上田敏教授首创的上田敏法,在Brunnstrom运动功能评定法的基础上进一步补充和完善,将偏瘫程度分级从原来的6级扩充为12级,更加细化和丰富了原先的评级内容,现已成为国际康复医学界常用的偏瘫运动功能测评方法之一。此外,札幌医科大学吉尾雅春教授于1995年提出的运动功能检查法以及学者金子翼提出的简易上肢检查法,也因具有操作简单且评估结果准确的特点广受好评。21世纪以来,随着机器人技术的逐步发展,世界各国对康复机器人的研究和开发愈加重视。其中日本在外骨骼康复机器人的研制上处于世界领先地位。虚拟现实技术(virtual reality,VR)主要包括模拟环境、感知、自然技能和传感设备等方面。在电脑模拟的虚拟环境中,使用者可通过跟踪球、感觉手套与周围环境进行互动。早在2007年已有人提出运用虚拟现实技术对认知障碍的患者进行康复训练,VR中的视线追踪功能可对单侧忽略患者进行引导。随着近几年日本VR技术的进一步发展和应用,现在日本已有科研团队开发出虚拟现实康复系统,通过多通道的感知反馈,患者可通过运动自己的肢体操作虚拟幻肢完成任务。使用此康复系统能够减轻传入神经阻滞,提高患者对疼痛的敏感度,它主要应用于臂神经丛损伤者和手臂截肢患者的运动训练。

三、国外老年康复护理研究进展

从文献梳理来看,国外老年康复护理研究是伴随着康复研究的发展而发展的。

1. 德国的老年康复护理研究进展

德国的老年康复护理研究在完善的保障制度下不断发展,一致公认的老年康复护理理念是:"预防在前",即早期预防,尽可能延长人的健康时间;"康复在前",即在病人需要护理之前对病人进行康复,尽可能恢复病人的自我照顾能力;"门诊康复治疗在前",即在需要住院之前先在门诊进行康复治疗。康复护理是积极和主动的护理,康复护理人员需要极大的耐心,与病人建立良好的护患关系,以取得病人的信任。鼓励病人自己帮助自己,尽可能让病人自己去做,护理人员耐心地给予协助指导,而不是去替代病人完成。通过康复训练增强病人自主活动能力。基于此理念,德国的老年康复护理取得了良好的社会效益。目前,由于老龄化程度加重,德国同样面临专业老年护理人才缺乏的问题，政府正在通过不同方法促进老年护理人才的培养。

2. 美国的老年康复护理研究进展

美国的老年康复护理研究无论从理论还是实践上，在世界护理领域都取得了瞩目的成就。例如奥瑞姆（Dorothea Orem）于1971年在《护理：实践的概念》中首次提出了自理理论，强调自理的概念，认为自我照顾是护理重点。这一理念与康复的目的是一致的。目前，美国的老年康复护理强调首先要尊重病人，和他们共同制定康复的长期和短期目标，鼓励他们每一个细小的进步；安排各种疾病的康复治疗路径，强调病人的早期康复治疗，所有治疗护理的目的都是让病人早日回归家庭和社会。从病人入院刚开始，治疗团队就会从病人及病人家庭的角度出发，制定康复目标。整个住院期间，大家都会围绕这个目标，锻炼病人各方面的能力。一方面，医生、护士、治疗师在日常治疗护理中，会反复耐心地教病人掌握各种生活技能，让病人早日适应疾病后生活；另一方面，他们常常利用各种模拟生活场景来训练病人的活动技能，让病人学会利用自己的残存功能更好地生活。

3. 日本的老年康复护理研究进展

从高木宪次教授于1923年成立"日本肢体不自由儿福利协会"开始，经过20世纪60年代后期的迅速发展，日本目前已成为亚洲乃至世界上为数不多的康复领域比较发达的国家。无论在老年康复评估、老年康复机构的设施设置、老年疾病康复还是人才培养上，日本都取得了较好的经验，老年康复护理研究细致深入，老年人得到了优良的康复护理。

第二节　国内研究状况

一、国内老龄化状况

1. 国内老龄化概况

国家统计局网站公布的2010年第六次全国人口普查登记的全国总人口为1 339 724 852人，与2000年第五次全国人口普查相比，十年间增加人口7 390万人，增长5.84%，年平均增长0.57%，比1990年到2000年的年平均增长率 1.07% 下降了 0.5 个百分点。数据表明，十年来我国人口增长处于低生育水平阶段。这次人口普查，0—14 岁人口占 16.60%，比 2000 年人口普查下降 6.29 个百分点；60 岁及以上人口占 13.26%，比 2000 年人口普查上升 2.93 个百分点，其中 65 岁及以上人口占 8.87%，比 2000 年人口普查上升 1.91 个百分点。

我国已于 1999 年成为老龄化国家。人口老龄化给我国的经济、社会、政治、文化等方面的发展带来了很大影响，庞大老年群体的养老、医疗、社会服务等方面需求的压力也越来越大。养老保障的负担日益沉重，老年人医疗卫生消费支出的压力越来越大。据测算，老年人消费的医疗卫生资源一般是其他人群的 3~5 倍。老年人的社会服务需求迅速膨胀。现有养老体系难以满足庞大的老年人群，特别是迅速增长的"空巢"、高龄和带病老年人的服务需求。与城市相比，农村老龄问题的压力更大。

国家统计局 2017 年底的统计公报显示，截止到 2017 年底，我国总人口数为 13.9 亿人，60 岁以上老年人口有 2.41 亿人，占我国总人口数的 17.3%，其中 65 岁及以上人口 1.58 亿人，占我国总人口数的 11.4%。我国人口年龄结构的变化，说明随着我国经济社会的快速发展，人民生活水平和医疗卫生保健事业的巨大改善，生育率持续保持较低水平，老龄化进程逐步加快，老龄化程度逐渐加重。

2. 国内人口老龄化基本特征

近十几年来，我国社会经济迅速发展，人民生活水平显著提高，死亡率迅速降低。2015 年 10 月 26 日至 29 日，中国共产党第十八届中央委员会第五次全体会议审议通过了"全面实施一对夫妇可生育两个孩子政策"，中国从 1980 年开始推行了 35 年的城镇人口独生子女政策真正宣告终结了。尽管短期内仍然难以改变我国人口的老龄化特征。

(1) 老年人口世界第一。联合国经济和社会事务部人口司发布的统计数据显示，截止到 2017 年底，世界 60 岁以上的人口是 9.62 亿人，65 岁以上老年人口是 6.57 亿人。我国 60 岁以上老年人口占世界总老年人口数的 25.1%，我国 65 岁及以上人口占世界总老年人口数的 24.0%。

(2) 老龄化进程加速。我国老龄化发展速度大大快于世界平均水平。联合国预测，21世纪上半叶，中国将一直是世界上老年人口最多的国家，占世界老年人口总量的1/5。据统计，发达国家65岁以上人口比例从5%上升到7%一般要经历50~80年。如英国老年人口比例从5%增长到7%用了80年；瑞典用了40多年；日本老年人口比例由1920年的5.3%到1970年的7%，用了50年时间；而我国完成这一增长过程仅仅用了18年时间。2014年数据显示，我国60岁以上老年人占人口总数的比例上升到15.5%，65岁以上老年人口占总人口比例达10.1%。至2017年，这两项数据均有上升。由此可以看出，在今后一个很长的时期内，我国的老年人口都将保持着很高的递增速度，我国属于老龄化速度最快的国家之一。

（3）人口老龄化的地区差异较大。我国人口老龄化的地区差异主要与经济发展速度和水平相关。人口老龄化发展具有明显的由东向西的区域梯次特征，东部沿海经济发达地区明显快于西部经济欠发达地区。其中，上海于1979年最早进入人口老年化行列，与最迟2012年进入人口老年化行列的宁夏比较，时间跨度长达33年。2018年统计数据显示，中国老龄化程度排在前5位的省份分别是山东、江苏、四川、浙江和安徽，大部分属于中国经济较发达的东部地区。排在后5位的省份分别是甘肃、新疆、西藏、宁夏和青海，这些基本属于经济欠发达的西部地区。

（4）呈现高龄化趋势。1982—1990年，中国80岁及以上的高龄老人年平均增长速度达到5%，快于60岁及以上老年人口的增长速度。1990—2010年，80岁及以上的高龄老人年平均增长速度达到4.1%，快于世界平均3%和发达国家平均2%的水平。在1950年，世界80岁及80岁以上的老年人总数为1 500万人，占总人口的0.6%，而中国有233.8万人，占总人口的0.42%；2000年世界80岁及80岁以上的老年人总数为6 000万人，占总人口的0.98%，而中国有1 343.4万人，占总人口中的1.07%。预计到2025年，世界80岁及80岁以上的老年人总数为1.1亿人，占总人口的1.35%，而中国有2574.8万人，占总人数的1.76%。

新中国成立前，中国人平均寿命约为35岁，2017年我国卫生健康事业发展统计公报显示，从2016年到2017年，我国居民人均预期寿命从76.5岁提高到76.7岁。城乡居民健康水平持续提高。中国的人口老龄化已经表现出明显的高龄化趋势。目前，老年人口中女性比男性多，越是高龄则女性人口越多。高龄老年人的比重不断上升，意味着医疗、护理以及社会化养老服务任务加重，医疗和护理人员的社会需求量增大，用于医疗和护理方面的费用负担也加重，社会化的养老要求也越来越迫切。

（5）人口老化与经济发展不平衡。发达国家是在基本实现现代化的条件下进入老龄社会，属于先富后老或富老同步。而中国不同，中国是在尚未实现现代化、经济尚不发达的情况下提前进入老龄社会的，属于未富先老。如日本在1970年进入老龄化社会时，人均收入已达1 689美元，1997年达4 522美元。2017年我国国民经济和社会发展统计公报数据显示，全年我国居民人均可支配收入25 974元，城镇居民人均可支配收入中位数33 834元，比上年增长7.2%；农村居民人均可支配收入13 432元，比上年增长8.6%。而我国居民人均消费支出18 322元，比上年增长7.1%，城镇居民人均消费支出24 445元，增长5.9%；农村居民人均消费支出10 955元，增长8.1%。也就是说全年我国居民人均可支配收入约3 711美元，与发达国家步入老龄化社会时人均5 000～10 000美元的收入水平相比，仍属于中等偏低收入国家行列，老龄化服务比较薄弱。与发达国家比较，我国呈现未富先老的状态。

（6）城乡倒置显著。由于我国农村劳动年龄人口大量向城镇转移，改变了城乡人口年龄结构分布，农村面临着比城镇更为严重的人口老龄化趋势。发达国家人口老龄化的历程表明，城市人口老龄化水平一般高于农村，中国的情况则不同。2017我国农村老年人口为8 557万人，占老年人口总数的65.82%，这种城乡倒置的状况将一直持续到2040年。到21世纪后半叶，城镇的老龄化水平才将超过农村，并逐渐拉开差距。这是中国人口老龄化不同于发达国家的重要特征之一。

（7）女性老年人口数量显著多于男性。2010年第六次人口普查资料显示，2010年我国60岁以上老人是177 648 705人，其中男性为87 031 109人，占总老年人口比例为49%，女性为90 527 397人，占总老年人口比例为51%，60岁以上女性老年人口比男性多3 496 288人。预计到2049年将多出2645万人，达到峰值。21世纪下半叶，多出的女性老年人口基本稳定在1 700万至1 900万人。多出的女性老年人口中50%～70%为高龄老年人。

二、国内康复研究进展

我国古老朴素的康复研究来自于中医治疗，例如五禽戏、温泉泡浴等均为康复治疗的手段。1949 年新中国成立以后，按照当时的政策规划，我国成立了一些归属于民政部门管理的荣军疗养院，开办了盲、聋哑学校，残疾人工厂及福利院。综合医院成立了中医康复科或者物理治疗科、针灸按摩科，医学院校培养医学生的课程里面开设了理疗学、物理医学等课程。我国于 20 世纪 80 年代初引进现代康复医学，在各级政府和全社会的重视之下，康复医学得到了迅速发展。1988 年中国康复研究中心的落成是我国康复行业发展史中的一个里程碑，标志着我国社会正式拉开康复事业发展的序幕。

2017 年中国残疾人事业发展统计公报数据显示，截止到 2017 年底，854.7 万残疾儿童及持证残疾人得到基本康复服务，得到康复服务的持证残疾人中，有视力残疾人 88.3 万、听力残疾人 40.7 万、言语残疾人 4.3 万、肢体残疾人 484.6 万、智力残疾人 71.3 万、精神残疾人 125.9 万、多重残疾人 35.5 万。全年共为 244.4 万残疾人提供各类辅助器具适配服务。全国已有残疾人康复机构 8 334 个，其中，提供视力残疾康复服务的机构 1 194 个，提供听力言语残疾康复服务的机构 1 417 个，提供肢体残疾康复服务的机构 3 088 个，提供智力残疾康复服务的机构 2 659 个，提供精神残疾康复服务的机构 1 695 个，提供孤独症儿童康复服务的机构 1 611 个，提供辅助器具服务的机构 1 866 个。康复机构在岗人员达 24.6 万人，其中，管理人员 3.1 万人，专业技术人员 16.5 万人，其他人员 5 万人。2017 年城乡持证残疾人新增就业 35.5 万人，其中，城镇新增就业 13.1 万人，农村新增就业 22.4 万人；培训了 62.5 万城乡残疾人。全国城乡持证残疾人就业人数为 942.1 万人，其中按比例就业 72.7 万人，集中就业 30.2 万人，个体就业 70.6 万人，公益性岗位就业 9 万人，辅助性就业 14.4 万人，社区就业 8 万人，居家就业 118.9 万人，灵活就业 145.8 万人，从事农业种养殖 472.5 万人。

截至 2017 年底，城乡残疾居民参加城乡社会养老保险人数为 2 614.7 万人；547.2 万 60 岁以下参保的重度残疾人中，有 529.5 万人得到政府的参保扶助，代缴养老保险费比例 96.8%；有 282.9 万非重度残疾人享受了全额或部分代缴养老保险费的优惠政策；有1 042.3万人领取养老金。残疾人托养服务工作稳步推进，残疾人托养服务机构7 923个，其中寄宿制托养服务机构2 560个，日间照料机构3 076个，综合性托养服务机构2 287个，为23.1万残疾人提供了托养服务。接受居家服务的残疾人78万人。全年1.9万名托养服务管理和服务人员接受了各级各类专业培训。

康复研究的信息化建设已着手进行，全国31个省、276个地市、1 197个县级残联开通网站。全国残疾人人口基础数据库中持证残疾人有3 404万人。积极推动残疾人证（智能化）工作，全国共有21个省申请智能化残疾人证试点，同时开展残疾证电子证照建设，为"互联网＋残疾人服务"应用奠定技术基础。

三、国内老年康复护理研究进展

约170万年前，中国就出现了中医护理。中医护理强调整体观念，常用的护理技术有针灸、拔罐与刮痧、推拿、中草药护理、太极、气功等。现在很多中医院的护理往往结合西医护理技术，这样对治疗慢性疾病或者疑难杂症比较有效。可以说，中医护理是我国最早的老年康复护理研究。最初，西方近代护理作为西方医学的组成部分进入中国是通过传教士开办医院。1888年，美国护士约翰逊在福州首创护士学校，开始用比较正规的方式培养中国护士。早期护士学校的教学形式基本上是带教式的，学校附属于医院，几乎每所医院都有一所护校。中国最早的专门护理人员正是由这些学校培养出来的。到目前为止，我国的护理仅仅分为护理和助产士两大类，并没有专门的康复护理或者老年护理。但是很多学校开设了康复护理学课程，部分院校开设了康复护理方向，招收培养康复护理学生，为我国培养了临床所需的康复护理护士。老年康复护理研究正处于加快发展阶段，研究水平逐年提高。最近几年护理期刊开设了老年护理专栏，但目前尚无专门针对老年康复护理的期刊。与老年康复护理比较先进的发达国家比较，我国的老年康复护理研究还需要加大努力才能逐渐缩小差距。

第三章 老年健康评估

第一节 生理健康评估

一、生理健康的界定与研究进展

一般认为健康就是没有疾病，而世界卫生组织对健康的定义是：健康不仅是指没有疾病和身体缺陷，还要有完整的生理、心理状况和良好的社会适应能力。这一定义揭示了人类健康的本质，指出了健康所涉及的若干方面。老年人是一个独立的个体，年龄的增加使老年人在生理、心理、社会方面的需要与成年人不同。对老年人而言，对健康影响最大的不是疾病本身，而是因功能和认知改变带来的诸多问题。因此，健康评估的重点应放在预防疾病的发生，而不是仅仅处理已经发生的健康问题。

二、生理健康评估的理论分析

早在南丁格尔时期，人们就已经意识到评估在护理中的重要性，之所以这样认为，是因为护士较医生有更多时间在病人的床边。南丁格尔认为护士需要发展收集资料的技能，学会与病人交谈，评估病人的生活环境。在她的著作中，还提及评估需要收集、分析和解释资料。20世纪50年代，Lydia Hall 第一次提出了护理程序的概念。1967年，Yara 和 Walsh 将护理程序划分为评估、计划、实施和评价四个部分。此后，护理程序被广为使用并迅速发展起来，评估被进一步分为评估和诊断两个部分。1967年，Black 在有关护理程序的国际会议上提出了护理评估的重点在于评估病人的需要。美国自1970年以来，开始重视在教学计划中培养护士收集资料的方法和技巧，还包括全面的体格检查。随着护理的发展，护理工作不断扩展，尤其是家庭和社区从事独立工作护士的出现，对护士评估技能有了更高的要求，护士开始在收集病人资料的基础上提供整体护理。

众所周知，随着社会进步、经济发展、文化水平的提高以及医学知识的普及，人类对健康的认识与重视发生了飞跃性的变化。健康不仅意味着生理健康，还包括心理健康、社会适应能力良好和道德健康，因此，正确而恰当地评估个体或群体的健康，并通过医疗保健和护理来获得健康和促进健康，是健康评估学应运而生、合乎社会进步潮流的结果，值得每一个护理工作者重视。健康评估学从生命科学、社会科学、自然科学、工程科学等科学的发展中获得充足的养料，使得健康评估的方法和手段不断进步，日臻完善。

健康评估是从护理的角度研究诊断个体、家庭或社会对现存的或潜在的健康问题或生命过程的生理、心理及其社会适应等方面反应的基本理论、基本技能、基本方法和临床思维的一门学科。有的学者曾称之为护理诊断学。健康评估对于医学教育来说是在学习了医学基础课程、护理学基础课程之后，为过渡到临床各专科护理课程学习而先期开设的护理专业基础课程。它是临床护理专业课教学的起点，是护理基础课程与临床护理学科的桥梁，是临床各护理专业课程的基础。本课程既研究身体症状与疾病的联系、心理社会因素对疾病的作用和影响，也探讨和揭示评估身体健康状况的方法和技能。当然，如何运用科学的临床思维方法去判断护理问题，做出正确护理诊断，以利于相应护理计划的制定，并能完成规范的护理病历书写，为从事护理工作打下坚实的基础。

健康评估对于老年康复护理来说是一门最基本的护理技术，按照护理程序的步骤来看，是对老年人实施康复护理的最开始阶段。

三、生理健康评估的工具分析

老年人健康综合评估量表是采用多学科方法对老年人的躯体健康、功能状态、心理健康和社会环境状况进行评估，是老年人选择合适的养老方式、为老年人提供个体化的照护服务不可缺少的工具之一。作为评估老年人健康必不可少的测量工具，老年人健康综合评估量表的研制与应用研究显得尤为重要。

人口老龄化是全球关注的公共健康问题。在我国，由于失能、半失能、失智老年人的增多，老年人照护服务需求剧增。2013年，国务院在《关于加快发展养老服务业的若干意见》中已经明确提出要全面建成以居家为基础、社区为依托、机构为支撑的养老服务体系。因此，建立符合我国国情的社区居家老年人照护服务体系，以确保老年人的照护需求和照护质量，是当前的迫切任务。老年人健康综合评估（comprehensive geriatric assessment，CGA）是实施个体化养老服务和提高老年人照护质量的基础和前提。CGA 是指采用多学科方法评估老年人的躯体健康、功能状态、心理健康和社会环境状况，并制定和启动以保护老年人健康和功能状态为目的的治疗计划，最大限度地提高老年人的生活质量。CGA 量表已经成为老年人医疗照护实践中不可缺少的身体状况评估工具，对于维持和改善老年人的健康状况、提高老年人生活质量有重要作用，因此利用有效的量表对老年人进行 CGA 是进行老年护理的第一步，有必要详细介绍。现就国内外 CGA 量表的研究现状及进展综述如下。

(1) CGA 的起源和发展。CGA 的概念开始于 1930 年，英国医生通过对伦敦医院的患者进行综合评估并且给予针对性的治疗，使大多数卧床患者可以下床活动，出院后在家中进行进一步治疗。从那时起，CGA 逐渐受到医学界的重视。如今，CGA 已发展成为一项重要的老年医学技术。CGA 又称为老年人健康综合功能评估（comprehensive functional assessment，CFA）、老年人综合健康的多维评价（multidimensional functional assessment，MFA）。CGA 由老年病学专家开发，作为一种多维度跨学科的诊断性过程，是为了诊断虚弱老年人的生理、心理和社会功能而制定出的合作性和整体性的计划，以实现治疗和长期追踪健康状况的目的。

(2) CGA 的作用。CGA 具有十分重要的作用。对于个体而言，CGA 可以协助恢复老年人健康功能和自理能力，提高日常生活活动能力（activities of daily living，ADL）和认知功能，改善残疾以及伤痛，提高生活质量。对于照护活动而言，CGA 通过建立有效的量表，更加精确而全面地对老年人躯体、心理和社会适应力进行评估，使得评估更加容易实施、可信。同时，标准的评估工具可以促进信息在健康工作者间的传递，使社区护理团队合作顺利、高效，进一步提高老年人照护的准确性，提供更加完善合理的养老服务。对于社会而言，CGA 能够带来广泛的社会效益。以 CGA 为基础，对老年人群进行健康管理，可以降低医疗需求和费用，增加居家保健服务和社会服务的利用度，节约社会资源，并最大限度地提高老年人的生活质量。

(3) CGA 的适宜对象和特点。CGA 的适宜对象是患有多种慢性病或老年人综合征（跌倒危险、思维混乱、尿失禁、听力和视力损害）并伴有不同程度功能损害的虚弱老年人，但对于患有严重疾病（如急危重症、疾病晚期、重度阿尔茨海默病等）、健康和相对健康的老年人不宜进行 CGA。CGA 最重要的特点就是使用多学科方法，跨学科团队的加入能够显著增加患者评估与照护的专业性。CGA 通常由老年科医生、临床药师、语言治疗师、临床心理师、营养师、社会工作者及护士等多学科人员在老年综合门诊或病房进行。CGA 的核心组成部分包括老年人的功能状态、认知和情绪状态、社会支持和经济状况、营养状态、疾病和用药情况以及老年人综合征的评估等。

（4）国外 CGA 量表的研究进展。目前，国外已经建立了多种 CGA 量表，第一个 CGA 量表是 1975 年创建的美国老年人资源与服务（older american resources and services，OARS）量表，在随后的 20 年间又创建了综合评价（the comprehensive assessment and referral evaluation，CARE）量表、多水平评价问卷（philadelphia geriatric centre multilevel assessment instrument，PGC-MAI）、SF-36 生活质量评价（SF-36 health-related quality of life measure，SF-36 HRQL）量表、功能评估量表（functional assessment inventory，FAI）等。现介绍以下几种量表（见表 3-1）。

表 3-1 国外 CGA 量表简介

序号	名称	简介	评价
1	OARS 量表	OARS 量表是第一个 CGA 量表，1975 年由美国杜克大学老年与人类发展研究中心创立。OARS 量表包括两部分：功能状态的多学科评估、服务需求和使用情况的评估。OARS 量表包括 5 个维度的评估：社会资源、经济资源、心理健康、生理健康、日常生活能力。社会资源包括家庭关系和朋友关系，经济资源即经济收入，心理健康包括精神健康的程度和相应的机体表现，生理健康包括生理失调的表现和生理活动，日常生活能力包括基础性日常生活能力和工具性日常生活能力。OARS 量表包括 105 个问题，其中 72 个问题由老年人自行完成，19 个问题由老年人周围的人（比如家庭成员）进行填写，14 个问题由访谈者填写，需要大约 1 小时完成。量表填写完成后由调查员对 5 个维度得分进行汇总。每个维度采用 6 分制，从小到大依次代表极佳、良好、轻度、中度、重度和完全障碍，5 个维度评分之和代表老年人的综合健康状况。总分 5~10 分者为综合健康状况良好，11~14 分者为综合健康状况一般，大于 14 分者为综合健康状况较差	OARS 量表具有良好的信度和效度，评估者间 Cronbach's α 在 0.662~0.865，效标关联效度在 0.67~0.89。但是 OARS 量表并不是适合所有国家或地区。Burholt 等将 OARS 量表在欧洲 6 个国家进行应用以验证其在欧洲的信效度，结果显示，该量表各维度的关联度均不小于 0.2，独立性和有效性的信度很低，所以单一的量表不能应用于所有国家。OARS 量表简明、有效、可信，广泛应用于个人功能状态临床评估、成人状态调查、服务有效性评估、服务需求评估以及服务提供者的培训。目前，OARS 量表已经被翻译为 14 种语言，在全世界广泛使用

续表1

序号	名称	简介	评价
2	CARE量表	CARE量表于1977年创立,含有4个核心方面共1500个项目,覆盖了老年人心理、生理、营养、社会、经济问题。另有核心-CARE量表和简洁-CARE量表,包含了抑郁症、痴呆、活动障碍、主观记忆、睡眠、躯体症状6个方面,可以用于老年人认知功能的评价,得分越高代表老年人的认知功能越差	CARE量表的临床诊断灵敏度为0.87,特异度为0.79,不同种族和文化背景相对来说对结果影响不大,其适用于各类老年人评估、卫生经济评估。Alexandrino-Silva等为了验证老年人抑郁症与生活事件及社会支持的联系,对社区中367例60岁以上患有抑郁症的老年人使用CARE量表评估其生活事件与社会支持状况,结果显示,生活事件与社会支持的缺乏与老年人患抑郁症之间存在联系,CARE量表能够较好地评估老年人生活事件与社会支持状况
3	PGCMAI量表	PGCMAI量表由MP Lawton在费城老年中心开发制成,第1版PGCMAI量表涉及7个概念,随后又增加了1个概念,这8个概念包括日常生活活动能力、个人适应、生理健康、社会、环境、时间利用、活动性、认知。PGCMAI量表有3个版本:最长的版本包括147个问题,中间长度的版本包括68个问题,最短的版本有24个问题	Minhage等将PGCMAI量表转化为瑞典版本,应用于两个瑞典城镇中有活动障碍的老年人,以验证其信度与效度,结果显示,瑞典版本的PGCMAI量表具有良好的信度与效度。Wissing等为了比较有下肢溃疡老年人和无下肢溃疡老年人之间的生活状态和功能状况差别,使用PGCMAI量表分别对70例有下肢溃疡老年人和74例无下肢溃疡老年人进行了评估,结果显示,有下肢溃疡老年人在日常生活活动能力、个人适应、生理健康、社会、环境、时间利用、认知维度上的得分均显著低于无下肢溃疡老年人,提示有下肢溃疡老年人的生活状态相对较差,更易受到伤害,PGCMAI量表能较好地评估老年人生活状态与功能状况

续表2

序号	名称	简介	评价
4	SF-36 HRQL 量表	SF-36 HRQL 量表由美国波士顿新英格兰医学中心以及加利福尼亚州圣塔莫尼卡市兰德公司共同研制，主要用于临床实践和研究、健康政策评估、普遍性的人口调查、患者在现实中的功能状况评估。该量表共有 36 个关于老年人生理功能、社会活动和情绪的问题，涉及 8 个概念：由健康问题导致的老年人生理活动限制；由健康问题导致的老年人平时角色活动限制；由生理或情绪问题导致的老年人社会活动限制；躯体疼痛；一般精神健康（心理痛苦和安适）；由情感问题导致的老年人平时角色活动限制；活力（能量或肥胖）；一般健康感知。问卷一般在 10 分钟内完成，将各项目分数相加，分数为 0~100 分，100 分表示老年人机体功能完好或处于最好状态。SF-36 HRQL 量表可以帮助社会工作者或健康照护人员对老年人个体健康得到更加整体的把握。但 SF-36 HRQL 量表评估维度单一，可以对 SF-36 HRQL 量表进行进一步改进，使其更加适合于老年人的生活质量评估	SF-36 HRQL 量表具有良好的内部一致性和结构效度，国内外研究表明，SF-36 HRQL 量表同样适用于老年人的健康相关生活质量评估。Varela 等为了研究圣保罗州坎皮纳斯市衰弱老年人生活质量，对 122 例衰弱老年人分别使用世界卫生组织生存质量测定量表简表（WHOQOL-BREF）、世界卫生组织生存质量测定量表老年版（WHOQOL-WHO）、SF-36 HRQL 量表进行评估，研究发现，对衰弱老年人进行生存质量评估对于为老年人提供有计划的健康照护有重要意义，SF-36 HRQL 量表可以较好地评估老年人的生活质量
5	EASY-Care 量表	进入 21 世纪以后，在此前创建的多种 CGA 量表的基础上，对老年人健康评估的内容也越来越全面，包括老年人筛查问卷（GSQ）、老年人评估系统量表（由 Care、elderly assessment system、EASY-Care 组成）、老年人邮政筛查问卷（GPSS）等。其中应用最广泛的量表为 EASY-Care 量表。EASY-Care 量表建立于 1994 年，包括 31 个问题，随后分别于 1999 年、2004 年、2010 年修订完善。现在的 EASY-Care 量表包括 3 个部分，共 49 个核心问题，包括生理、精神、社会以及环境等方面。EASY-Care 量表是在已有 CGA 量表基础上发展而来的，包括 SF-36 HRQL 量表、Brathel 指数评估量表、OARS 量表等	EASY-Care 量表具有很好的有效性和可接受性，其可靠性还有待验证。Philip 等研究发现，EASY-Care 量表在低收入国家、中等收入国家和高收入国家均有很高的可接受性，有望发展成为一项全球可用的整体评估量表

续表3

序号	名称	简介	评价
6	其他	进入20世纪90年代后，随着对生活质量的研究越来越多，CGA量表也增加了对生活质量的评估，包括生活质量测定量表（quality of life profile-seniors version, QOLPSV）（老年版）、老年人生活质量问卷（geriatric quality of life questionnaire, GQLQ）、爱荷华自评量表（IOWA self-assessment inventory, ISAI）、LEIPAD生活质量问卷（LEIPAD quality of life questionnaire）等。其中应用较多的为QOLPSV，目前仍被广泛运用于CGA中	

（5）国内CGA量表的研究进展。国内对CGA量表的研究较少，主要为借鉴、改编的国外量表或者组合多种量表测量各个维度，进行综合评价。因此，目前我国许多老年人照护服务机构对老年人照护等级划分依然是依据ADL等级标准，其评估内容单一，提供的服务也缺乏针对性和个体性。因此，建立符合我国国情的CGA和分级照护体系，以确保老年人的照护需求和照护质量，是摆在当前的迫切任务。我国目前的CGA量表包括中国老年人健康综合功能评价量表、《中国健康老年人标准》评估量表、老年健康功能多维评估量表、老年人能力评估量表等。详见表3-2：

表3-2 国内CGA量表简介

序号	名称	简介	评价
1	中国老年人健康综合功能评价量表	2012年四川大学华西医学院胡秀英等通过文献研究法和Delphi法并结合中国文化背景，研制了适合中国文化的中国老年人健康综合功能评价量表。中国老年人健康综合功能评价量表包括生活功能健康状态、精神心理健康状态、社会状况3大维度7项指标共67个条目，通过调查267例医院、养老院和社区的老年人，对该量表的信效度、反应度及临床可行性进行了考评	结果显示，该量表总的Cronbach's α系数为0.909，各维度与量表总分的Cronbach's α系数分别为0.952、0.625和0.801，各指标的Cronbach's α系数介于0.718～0.960；内容效度好，维度相关系数大多数小于0.5，因子分析的累计贡献率为76.88%，以上均说明中国老年人健康综合功能评价量表具有较好的信度、效度和反应度，具有较好的品质和临床可行性。该量表弥补了当前国内不能全面评价老年人健康功能问题和干预效果的不足

续表

序号	名称	简介	评价
2	《中国健康老年人标准》评估量表	2013年我国中华医学会老年医学分会公布了《中国健康老年人标准（2013）》，此标准通俗易懂，倡导健康生活习惯，同时考虑到机体增龄性变化，引入了自我评价和参与社会活动等指标。根据《中国健康老年人标准（2013）》形成的评估工具主要包括老年人心脑血管疾病的相关危险因素控制目标、简易智能（mini-mental state examination, MMSE）量表、老年人抑郁量表（geriatric depression scale, GDS）和ADL量表。葛亮等依据《中国健康老年人标准（2013）》设计拟定问卷调查表，包括认知功能、心理状况和生活自理能力评分，用来评估老年人健康状况以及慢性病调查。但是综合健康功能状态评估仍然是基于老年人的ADL，缺乏对社会环境因素的评估	研究表明，该量表具有良好的信度和效度，但仍然需要进一步验证
3	老年健康功能多维评估量表	2015年厦门大学公共卫生学院茅范贞等在国外已有常用CGA量表中文版的基础上，通过文献研究法和Delphi法研制了简单且符合我国国情文化的老年健康功能多维评估量表，该量表包括社会关系资源、日常生活能力、身体健康、精神健康、经济资源和认知功能6个维度共30个条目	通过对2032例老年人健康数据进行量表考评，Cronbach's α系数为0.992，验证性因子分析结果为比较拟合指数（CFI）、规范拟合指数（NFI）、增值拟合指数（IFI）均大于0.90，近似误差均方根（RMSEA）小于0.08，具有良好的信度与效度
4	老年人能力评估量表	2009年民政部列入行业标准项目，由全国社会福利服务标准化技术委员会提出并归口，2013年8月中华人民共和国民政部正式公开发布，是民政部目前执行的行业标准，故在后续内容单列详细介绍	该量表信度和效度良好，实际应用过程中需要专业人士严谨执行

目前，国内对CGA量表研究的文献比较少。主要利用CGA量表进行老

年人健康状况的评估、住院老年患者的评估及干预。比如，要调查某地区老年人健康状况，会使用一般状况调查表、躯体健康评估表、老年人失能等级评估表、生活行为与社会功能评估表、实验室检查以及 GDS 量表和 MMSE 量表对该地区老年人的健康状况进行评估。宁波市第九医院康复科的冯艳为了研究以老年综合评估为基础对老年癌症患者进行多学科护理的生存获益效果，将 45 例癌症老年人根据护理方式的不同分为研究组和对照组，研究组给予老年综合评估后进行多学科干预，评估内容包含 ADL 以及工具性日常生活活动能力（IADL）评估、认知评估、焦虑自评量表（SAS）评估、抑郁自评量表（SDS）评估、简易营养状态（MNA）评估、各项身体机能的评估以及相关治疗情况评估等，对照组给予常规护理。结果显示，对癌症老年人进行老年综合评估后再实施干预，可有效改善患者心理状态，提高其生存质量，降低不良反应发生率，具有广阔的临床前景。近年来，有关我国老年护理研究的论文逐渐增多，护理期刊单独开设老年护理专栏，老年护理呈现可喜的发展趋势，但是尚无专门的老年护理期刊和老年康复护理期刊。

综上所述，在我国"十三五"养老服务体系的战略发展目标的背景下，亟待提高老年人照护服务水准，而构建针对我国老年人特点的普适性的 CGA 量表是实现高质量照护服务的关键性的第一步。CGA 指标体系不仅可广泛应用于老年医学、老年护理学，为居家、社区及机构养老的分级照护服务提供依据，同时也可为老年人健康大数据的建立奠定基础。因此，创建我国 CGA 量表，对老年人获得个性化的照护服务，提高其生活质量具有十分重要的现实意义。在今后我国 CGA 量表研发中，应借鉴国外研究成果，在科学性的基础上，考虑量表使用的可行性，从 CGA 的概念入手，结合我国文化背景、社会现状及生活模式，逐步研制出适合我国国情的 CGA 量表。

第二节 心理健康评估

一、心理健康的界定与研究进展

进入老年期，在应对各种生活事件的过程中，老年人常有一些特殊的心理活动，表现出老年期特有的个性心理。老年人心理变化有以下特点：身心变化不同步，心理发展具有潜能和可塑性，个体差异性大。在智力方面，由于反应速度减慢，在限定的时间内学习新知识、接受新事物的能力较年轻人低；在记忆力方面，记忆能力下降，以有意识记忆为主、无意识记忆为辅；在思维方面，个体差异性较大；在特性或个性方面，会因孤独、任性、把握不住现状而产生怀旧、焦虑、烦躁的情绪；老年人的情感与意志变化相对稳定。

老年人心理健康的研究是伴随心理学的研究而发展的。目前共识是老年人的心理健康状况直接影响其躯体健康和社会功能状态，是实现健康老龄化不可缺少的维度之一。老年人的心理健康状况常从认知状态、情感状态、人格、压力与应对等方面进行评估。

二、心理健康评估的理论分析

1. 老年人认知状态的评估

认知是人们认识、理解、推理、判断事物的过程，通过行为、语言表现出来，反映了个体的思维能力。认知功能对老年人生活质量以及老年人的独立生活能力起着重要的影响作用。老年人认知状态评估的内容包括：

（1）外观：是否健康、整洁，外表与实际年龄是否相符。

（2）态度方面：是合作，还是表现猜疑、害怕、有顾虑。

（3）活动能力：日常独立活动能力是矫健，还是缓慢、迟钝。平时的协调与适应能力是否良好。

（4）沟通方面：表情及语言、体态是否自然，语言表达能力、文字发音是否准确。

（5）思维知觉方面：对事物的判断力、思维内容等是否正常。

（6）记忆力与注意力：短时间或长时间的记忆能力、学习新事物的能力、定向能力是否正常。

（7）高级认知能力：计算能力、抽象思维能力是否正常。

2. 老年人情感状态的评估

情感是直接反映人们的社会性需求是否得到满足的较高级的心理体验，是人类特有的心理活动，受社会历史条件所制约，是身心健康的重要标志。情感是在情绪稳定的基础上建立发展起来的，情感通过情绪的形式表达出来。情感的深度决定着情绪表现的强度，情感的性质决定在一定情境下情绪的表现形式。老年人的情绪和情感体验的强度和持久性随着年龄的增长而提高，这与老年人的神经系统变得易于过度兴奋有关，对于同样的刺激强度，老年人表现得比青年人剧烈。如不少老年人由于多病缠身，容易产生孤独、焦虑不安、抑郁、悲观等情绪，同时，情感活动亦很脆弱，稍有不顺心的事便伤心流泪。生活中的挫折、丧偶、与子女不和等易出现情感活动障碍，导致抑郁症的发生。此外，老年人有坎坷经历的回忆，往往对过去的岁月追思不已，缅怀死去的亲人、朋友以及逝去的光阴，会增加伤感，亦可导致情绪抑郁。部分老年人不能适应退休、离岗的生活，对一切不满意、不顺心，产生烦躁的情绪，脾气变坏。少数老年人表现为情感淡漠，对周围发生的事漠不关心，说话语调平淡，面部表情呆板，对亲属不体贴，内心体验极为贫乏或缺如。因此，老年人应重新认识自己，善于控制自己的情绪，调节自己的情感。老年人情感状态评估的方法包括：交谈法、观察法、心理测量法、评估量表法。老年人情感评估的内容及种类：

（1）基本情绪情感：喜、怒、哀、乐等。

（2）与感觉刺激有关的情绪情感：愉快的、不愉快的。

（3）与接近事物有关的情绪情感：惊奇、兴趣、轻蔑、厌恶。

（4）与自我评价有关的情绪情感：成功、失败、羞耻、骄傲、内疚、悔恨。

（5）与他人有关的情感：爱、恨。

（6）正情绪情感和负情绪情感：正情绪情感包括满意、喜悦、快乐、兴趣、自信等，负情绪情感包括抑郁、痛苦、悲哀、绝望、厌恶、自卑等。

3. 老年人人格的评估

人格也称个性，即人总的精神面貌，是指人在现实生活中所形成的独特倾向性和比较稳定的心理或行为上的特征总和。内容包括性格、爱好、兴趣、倾向性、价值观、才能和特长等，以性格为其核心。最早关于人格的理论出现于1921年，心理学家荣格（Carl Custav Jung）——弗洛伊德的正宗门徒——发表了心理学类型学说，设计了一套性格差异理论，他相信性格差异同时会决定并限制一个人的判断。他把这种差异分为内向性/外向性、直觉性/感受性和思考型/感觉型。同时，他认为这些差异是与生俱来的，并且在一个人的一生中相对固定。

人格特征包括稳定性、整体性、独特性和倾向性。每个人的人格都是相对稳定的，如每个人均具有其稳定的性格、气质、智能和体格。构成个性特质、品质、行为模式是有序的统一体，因此这些局部的特征构成了一个人整体的人格特征。由于每个人的遗传因素、成长条件、家庭背景、社会环境、学习条件、生活经历等都不可能是完全相同的，因此人格具有独特性。每个人人格都具有一定的倾向性，主要表现为心理活动的选择性，对事物不同的态度、体验及不同的行为方式。人格既有其持续性的一面，所谓"江山易改，秉性难移"，也有其变异性的一面。随着年龄的增长、社会条件的变迁、生活环境的改变及大脑功能的衰退，人格的某些部分内容会发生变化，尤其是老年人，人格变异较多，如对健康和经济的过分关注与担心产生的不安和焦虑，各种能力下降产生的保守，交往减少而造成的孤独。所以，和睦的家庭、良好的社会环境是老年人安度晚年的基本保证。

4. 老年人压力与压力应对评估

压力也叫应激。这一概念最早于1936年由加拿大著名的生理心理学家汉斯·薛利（Hans Selye）提出。他认为压力是表现出某种特殊症状的一种状态，这种状态是由生理系统中因对刺激的反应所引发的非特定性变化所组成的。当老年人遭受来自外部（自然环境或心理社会环境）和（或）内部环境的压力（刺激）时，会产生一系列的生理、心理、认知及行为的反应，即压力应对。适量的压力是一切生命生存和发展所必需的，它有助于提高人的身心适应能力。如缺氧的压力使机体维持呼吸，社会竞争的压力使人必须学习等。然而当老年人面对突然发生的强烈刺激时，如亲人死亡、退休、经济状况改变等会发生一过性适应，而不适应的情绪反应（如焦虑、恐惧、抑郁、绝望等）会加重不适应的生理反应，导致身心疾病。研究表明，很多心身疾病，常常由生活事件造成的持续压力引起的。

面对压力，老年人为求改变会采用持续性的认知和行为来处理，这就是压力应对。因个体差异，其压力应对方式亦会各种各样。当老年人对压力处于不适应状态时，会出现个人应对无效、防卫性应对、无效性否认、调节障碍等应对状态。研究发现，影响老年人压力应对方式的有以下几个方面：①人格特征。老年人的气质、成长发育的背景、文化教育的程度均和其人格特征有关。人格特征会直接影响个体的压力应对方式。如对人格发育正常的老年人而言，面对住院的压力是可以调动机体各种功能去适应的，而过于敏感和依赖的老人，可能会产生高度的紧张而诱发其他疾病。②应对压力的能力和经验。有压力应对经验的老年人会更快地适应压力。曾住过院的老年人比首次住院的老年人对住院所产生的不适应反应要少得多。③老年人所获得的支持系统。在面对压力时，老年人的支持系统如老伴、子女、朋友、单位所能提供的帮助，对老年人的应对程度也有较大的影响。④压力的性质。如老年人在等待一项诊断结果时的压力比在诊断过程中所体验的压力更强烈，消极的或新异的刺激更容易引起老年老人强烈的压力反应而导致过激的压力应对。

三、心理健康评估的工具分析

1. 常用的认知状态评估方法和工具

认知状态评估的方法有：观察法、调查法、心理测验法、实验法。如评估老人注意力时，应观察老人是否能有意识将精神、能量聚焦于某一事物，可让老人叙述入院经过，重复护士读的一组数字。常用的评估工具见表3-3、表3-4。

表3-3 评估认知功能量表

量表	功能
1. 简洁型精神状态调查量表	记忆、注意力、定向力
2. Folstein微型精神状态检查	记忆、定向力、注意力、构造能力
3. 痴呆等级评估量表	记忆、行为
4. 短期照顾量表	认知障碍
5. Wechsler记忆量表	广义记忆分类

表3-4 中国修改本简短精神状态量表（MMSE）

题目	指导语	得分
1. 执行连续命令	我给您一张纸，请按照我说的话去做："用右手将这张纸拿起来，对折，然后放在腿上"	3

续表

题目	指导语	得分
2. 阅读理解	请念一下这句话，并按照它的意思去做（出示写有"闭上你的双眼"的纸片）	1
3. 命名	①（出示手表）这是什么？ ②（出示钢笔）这是什么？	2
4. 构图能力	（出示图案，同原图）请您照这个样子画一个	1
5. 书写	请写出您的名字	1
6. 识记	我给您说3件东西，您听好："钥匙、杯子、尺子"请您复述一下。好，请您记住，待会儿我要问您，请您再说出来	3
7. 时间定向	今天是星期几？几日？几月？哪一年？什么季节？	5
8. 地点定向	我们现在在什么地方（医院名称）？什么街道？这是几层（门牌号）？哪个城市？什么国家？	5
9. 记忆	请您回忆一下我刚才让您记住的3件东西是什么？	3
10. 注意与计算	请您计算一下100减7是多少？再向下连着减7（共5次）	5
11. 注意与集中	请您从10数到1	1

在已经确定的认知功能失常的筛选测试中，最普及的测试是简易智力状态检查和简易操作智力状态问卷。

(1) 简易智力状态检查。由Folstein于1975年编制，主要用于筛查有认知缺损的老人，适合于社区老年人群调查。①量表结构和内容：该量表共19项，30个小项，评估范围包括11个方面（见表3-5）。②评估方法：评估时，向被试者直接询问，被试者回答或操作正确记"1"，错误记"5"，拒绝或说不会记"9"和"7"。全部答对总分为30分。③结果解释：简易智力状态检查的主要统计量是所有记"1"的项目（和小项）的总和，即回答或操作正确的项目和小项数，称为该检查的总分，范围是0~30分。分界值与受教育程度有关，未受教育组17分，教育年限在6年以下组20分，教育年限超过6年组24分，若测量结果低于分界值，可认为被测量者有认知功能缺损。

表 3-5　简易智力状态检查评估的范围

评估范围	项目
1. 时间定向	1、2、3、4、5
2. 地点定向	6、7、8、9、10
3. 语言即刻记忆	11（分 3 小项）
4. 注意和计算能力	12（分 5 小项）
5. 短期记忆	13（分 3 小项）
6. 物品命名	14（分 2 小项）
7. 重复能力	15
8. 阅读理解	16
9. 语言理解	17（分 3 小项）
10. 语言表达	18
11. 绘图	19

（2）简易操作智力状态问卷。由 Pfeiffer 于 1975 年编制，适用于评估老年人认知状态的前后比较。①问卷的结构与内容：问卷评估包括定向、短期记忆、长期记忆和注意力 4 个方面、10 项内容，如"今天是星期几？""今天是几号？""你在哪里出生？""你家的电话号码是多少？""你今年几岁？""你的家庭住址？"，以及"20 减 3、再减 3，直至减完"的计算。②评估方法：评估时，向被试者直接询问，被试者回答或操作正确记"1"。③结果解释：问卷满分 10 分，评估时需要结合被测试者的教育背景作出判断。错 2~3 项者，表示认知功能完整；错 3~4 项者，为轻度认知功能损害；错 5~7 项者，为中度认知功能损害；错 8~10 项者，为重度认知功能损害。受过初等教育的老年人允许错一项以上，受过高等教育的老年人只能错一项。

2. 老年人常见不良情绪情感的评估方法和工具

老年人的情绪情感纷繁复杂，焦虑和抑郁是最常见也是最需要进行干预的情绪情感状态。焦虑是个体感受到威胁时的一种紧张的、不愉快的情绪情感状态，表现为紧张、不安、急躁、失眠等，但无法说出明确的焦虑对象。常用的评估方法有以下三种：访谈与观察、心理测试（可用于老年人焦虑评估的常用量表见表3-6，其中使用较多的为汉密尔顿焦虑量表、状态—特质焦虑问卷）、焦虑可视化标尺技术。

（1）汉密尔顿焦虑量表（见表3-7）。由汉密尔顿（Hamilton）于1959年编制，是广泛用于评估焦虑严重程度的他评量表。量表的结构和内容：包括14个条目，分为精神性和躯体性两大类，各由6~7个条目组成，前者为第1~6项，后者为第7~13项。评估方法：采用0~4分的5级评分法。各级评分标准：0＝无症状；1＝轻度；2＝中等，有肯定的症状，但不影响生活与劳动；3＝重度，症状重，需要进行处理或影响生活和劳动；4＝极重，症状极重，严重影响生活。由经过训练的两名专业人员对被测者进行联合检查，然后各自独立评分。除第14项需结合观察外，所有项目均根据被测者的口头叙述进行评分。结果解释：总分超过29分，提示可能为严重焦虑；22~29分，提示有明显焦虑；15~21分，提示有肯定的焦虑；7~14分，可能有焦虑；小于7分，提示没有焦虑。

表3-6 评估焦虑的量表

量　　表	功能
汉密尔顿焦虑量表（HAMA）	焦虑状态
状态—特质焦虑问卷（STAI）	焦虑状态
Zung焦虑自评量表（SAS）	焦虑状态
贝克焦虑量表（BAI）	焦虑状态

表3-7 汉密尔顿焦虑量表的内容

项目	主要表现
1. 焦虑心境	担心、担忧，感到最坏的事情将要发生，容易激惹
2. 紧张	紧张感、易疲劳、不能放松、易哭、颤抖、感到不安
3. 害怕	害怕黑暗、陌生人、一人独处、动物、乘车或旅游、公共场合
4. 失眠	难以入睡、睡眠浅、多梦、夜惊、醒后感觉疲倦
5. 认知功能	注意力不能集中、注意障碍、记忆力差
6. 抑郁心境	丧失兴趣、抑郁、对以往爱好缺乏快感

续表

项目	主要表现
7. 躯体性焦虑（肌肉系统）	肌肉酸痛、活动不灵活、肌肉和肢体抽动、牙齿打战、声音发抖
8. 躯体性焦虑（感觉系统）	视物模糊、发冷发热、软弱无力感、浑身刺痛
9. 心血管系统症状	心动过速、心悸、胸痛、血管跳动感、昏倒感、心搏脱漏
10. 呼吸系统症状	胸闷、窒息感、叹息、呼吸困难
11. 胃肠道症状	吞咽困难、嗳气、消化不良（进食后腹痛、腹胀、恶心、胃部饱感）、肠动感、肠鸣、腹泻、体重减轻、便秘
12. 生殖泌尿系统症状	尿频、尿急、停经、性冷淡、早泄、阳痿
13. 自主神经系统症状	口干、潮红、苍白、易出汗、紧张性头痛、毛发竖起
14. 会谈时行为表现	①一般表现为：紧张、不能松弛、忐忑不安、咬手指、紧握拳、面肌抽动、手发抖、皱眉、表情僵硬、肌张力高、叹息样呼吸、面色苍白；②生理表现：吞咽、打嗝、安静时心率快、呼吸快、腱反射亢进、震颤、瞳孔放大、眼睑跳动、易出汗、眼球突出

（2）状态—特质焦虑问卷（见表 3-8）。由 Spieberger 等人编制的自我评价问卷，能直观地反映被测者的主观感受。Cattell 和 Spieberger 提出状态焦虑和特质焦虑的概念，前者描述一种不愉快的情绪体验，如紧张、恐惧和神经质，伴有自主神经系统的功能亢进，一般为短暂性的；而后者用来描述相对稳定的，作为一种人格特质且具有个体差异的焦虑倾向。量表的结构和内容：该量表包括 40 个条目，第 1~20 项为状态焦虑量表，第 21~40 项为特质焦虑量表。评估方法：每一项进行 1~4 级评分。由受试者根据自己的体验选择最合适的分值。凡正性情绪项目均为反序计分，分别计算状态焦虑量表与特质焦虑量表的累加分，最小分值 20 分，最大分值 80 分。结果解释：状态焦虑量表与特质焦虑量表的累加分，反映状态或特质焦虑的程度。分值越高，说明焦虑程度越严重。

表 3-8 状态—特质焦虑问卷

指导语：下面列出的是一些人们常常用来描述自己的陈述，请阅读每一个陈述，然后在右边适当的圈上打钩，来表示你现在最恰当的感觉。没有对或错的回答，不要对任何一个陈述花太多的时间去考虑，但所给的回答应该是你现在最恰当的感觉。

	几乎没有	有些	中等程度	非常明显
*1 我感到心情平静	①	②	③	④
*2 我感到安全	①	②	③	④
3 我是紧张的	①	②	③	④
4 我感到被限制	①	②	③	④
*5 我感到安逸	①	②	③	④
6 我感到烦乱	①	②	③	④
7 我现在正在为可能发生的不幸而烦恼	①	②	③	④
*8 我感到满意	①	②	③	④
9 我感到害怕	①	②	③	④
*10 我感到舒适	①	②	③	④
*11 我有自信心	①	②	③	④
12 我觉得神经过敏	①	②	③	④
13 我极度紧张不安	①	②	③	④
14 我优柔寡断	①	②	③	④
*15 我是轻松的	①	②	③	④
*16 我感到心满意足	①	②	③	④
17 我是烦恼的	①	②	③	④
18 我感到慌乱	①	②	③	④
*19 我感到镇定	①	②	③	④
*20 我感到愉快	①	②	③	④

第21～40项请按照你平时的感觉来选择：

	几乎从来没有	有时有	经常有	几乎总是如此
*21 我感到愉快	①	②	③	④
22 感到神经过敏和不安	①	②	③	④
*23 我感到自我满足	①	②	③	④
*24 我希望像别人那样的高兴	①	②	③	④
25 我感到自己像个失败者	①	②	③	④

续表

	几乎从来没有	有时有	经常有	几乎总是如此
*26 我感到宁静	①	②	③	④
*27 我是平静、冷静和镇定自若的	①	②	③	④
28 我感到困难成堆，无法克服	①	②	③	④
29 我过分忧虑那些无关紧要的事	①	②	③	④
*30 我是高兴的	①	②	③	④
31 我的思想处于混乱状态	①	②	③	④
32 我缺乏自信	①	②	③	④
*33 我感到安全	①	②	③	④
*34 我容易作出决断	①	②	③	④
35 我感到不太好	①	②	③	④
*36 我是满足的	①	②	③	④
37 一些不重要的想法缠绕着我，并打扰我	①	②	③	④
38 我如此沮丧，无法摆脱	①	②	③	④
*39 我是个很稳定的人	①	②	③	④
40 一想到当前的事情和利益，我就陷入紧张状态	①	②	③	④

注："*"该项反序计分。

（3）焦虑可视化标尺技术。请被评估者在可视化标尺相应位点上标明其焦虑程度（见图3-1）。

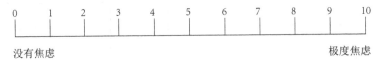

图3-1 焦虑可视化标尺

表 3-9　评估抑郁的量表

量　表	功　能
汉密尔顿抑郁量表（HAMD）	抑郁状态
老年抑郁量表（GDS）	抑郁状态
流调中心用抑郁量表（CES-D）	抑郁状态
Zung 抑郁自评量表（SDS）	抑郁状态
Beck 抑郁量表（BAI）	抑郁状态

（4）汉密尔顿抑郁量表。是评估抑郁的量表（见表 3-9）中的一种，由 Hamilton 于 1960 年编制，是临床上评定抑郁状态时应用最普遍的量表，见表 3-10。

表 3-10　汉密尔顿抑郁量表

项目	圈出最适合病人情况的分数				
1. 抑郁情绪	0	1	2	3	4
2. 有罪恶感	0	1	2	3	4
3. 自杀	0	1	2	3	4
4. 入睡困难	0	1	2	—	—
5. 睡眠不深	0	1	2	—	—
6. 早醒	0	1	2	—	—
7. 工作和兴趣	0	1	2	3	4
8. 迟缓	0	1	2	3	4
9. 激越	0	1	2	3	4
10. 精神性焦虑	0	1	2	3	4
11. 躯体性焦虑	0	1	2	3	4
12. 胃肠道症状	0	1	2	—	—
13. 全身症状	0	1	2	—	—
14. 性症状	0	1	2	—	—
15. 疑病	0	1	2	3	4

续表

项目	圈出最适合病人情况的分数				
16. 体重减轻	0	1	2	—	—
17. 自知力	0	1	2	—	—
18. 日夜变化（症状在早晨或傍晚加重）	0	1	2	—	—
19. 人格或现实解体	0	1	2	3	4
20. 偏执症状	0	1	2	3	4
21. 强迫症状	0	1	2	—	—
22. 能力减退感	0	1	2	3	4
23. 绝望感	0	1	2	3	4
24. 自卑感	0	1	2	3	4

①量表的结构和内容。汉密顿抑郁量表经多次修订，版本有 17、21 和 24 项三种。本书所列为 24 项版本。

②评定方法。所有问题指被测者近几天或近一周的情况，大部分项目采用 0～4 分的 5 级评分法。各级评分标准：0＝无，1＝轻度，2＝中度，3＝重度，4＝极重度。少数项目采用 0～2 分的 3 级评分法，其评分标准：0＝无，1＝轻～中度，2＝重度。由经过训练的两名专业人员对被测者进行联合检查，然后各自独立评分。

③结果解释。总分能较好地反映疾病的严重程度，即病情越重，总分越高。按照 Davis JM 的划界分，总分超过 35，可能为严重抑郁；21～35 分，可能是中度的抑郁；8～20 分，可能是轻度抑郁；如小于 8 分，则无抑郁症状。

(5) 老年抑郁自评量表。由 Brink 等人于 1982 年创制，是专用于老年人的抑郁筛查表（见表 3-11）。量表的结构和内容：该量表共 30 个条目，包含情绪低落、活动减少、易惹怒、退缩痛苦的想法以及对过去、现在与将来的消极评分。评估方法：每个条目要求被测者回答"是"或"否"，其中第 1、5、7、9、15、19、21、27、29、30 条用反序计分（回答"否"表示抑郁存在）。每项表示抑郁的回答得 1 分。结果解释：该表可用于筛查老年抑郁症，但其临界值仍然存在疑问。用于一般筛查目的时建议采用：总分 0～10 分，正常；11～20 分，轻度抑郁；21～30 分，中重度抑郁。

表 3-11　老年抑郁量表（GDS）

选择最符合您一周以来感受的答案，在每题后答"是"或"否"。

项目	是	否
1. 你对生活基本上满意吗？		
2. 你是否已放弃了许多活动与兴趣？		
3. 你是否觉得生活空虚？		
4. 你是否感到厌倦？		
5. 你觉得未来有希望吗？		
6. 你是否因为脑子里一些想法摆脱不掉而烦恼？		
7. 你是否大部分时间精力充沛？		
8. 你是否害怕会有不幸的事落在你头上？		
9. 你是否大部分时间感到幸福？		
10. 你是否常感到孤立无援？		
11. 你是否经常坐立不安、心烦意乱？		
12. 你是否愿意待在家里而不愿去做些新鲜事？		
13. 你是否常常担心将来？		
14. 你是否觉得记忆力比以前差？		
15. 你觉得现在活着很惬意吗？		
16. 你是否常感到心情沉重、郁闷？		
17. 你是否觉得像现在这样活着毫无意义？		
18. 你是否总为过去的事忧愁？		
19. 你觉得生活很令人兴奋吗？		
20. 你开始一件新的工作很困难吗？		
21. 你觉得生活充满活力吗？		
22. 你是否觉得你的处境已毫无希望？		
23. 你是否觉得大多数人比你强得多？		
24. 你是否常为些小事伤心？		

续表

项目	是	否
25. 你是否常觉得想哭？		
26. 你集中精力有困难吗？		
27. 你早晨起来很快活吗？		
28. 你希望避开聚会吗？		
29. 你做决定很容易吗？		
30. 你的头脑像往常一样清晰吗？		

（6）抑郁可视化标尺技术。请被评估者在可视化标尺相应位点上标明其抑郁程度（图 3-2）。

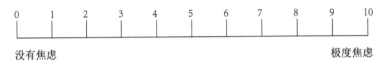

图 3-2 抑郁可视化标尺

（7）抑郁自测量表（SDS）。由 Zung 于 1965 年编制，能有效反应抑郁状态的有关症状及其严重程度和变化，是应用广泛的量表，其操作方便，容易掌握，见表 3-12。

表 3-12 抑郁自测量表（SDS）

项目	没有或很少时间	少部分时间	相当多时间	绝大部分或全部时间
1. 我感到情绪沮丧，郁闷				
2. 我感到早晨心情最好				
3. 我要哭或想哭				
4. 我夜间睡眠不好				
5. 我吃饭和平时一样多				
6. 我的性功能正常				

续表

项 目	没有或很少时间	少部分时间	相当多时间	绝大部分或全部时间
7. 我感到体重减轻				
8. 我为便秘烦恼				
9. 我的心跳比平时快				
10. 我无故感到疲劳				
11. 我的头脑像往常一样清楚				
12. 我做事情像平时一样不感到困难				
13. 我坐卧不安，难以保持平静				
14. 我对未来感到有希望				
15. 我比平时更容易激怒				
16. 我觉得决定什么事很容易				
17. 我感到自己是有用的和不可缺少的人				
18. 我的生活很有意义				
19. 假若我死了别人会过得更好				
20. 我仍旧喜爱自己平时喜爱的东西				

①评定内容：由 20 个陈述句或相应的问题条目组成，每一个条目引出一个相关症状。

②评定方法：量表由评定对象根据自己最近一周的实际情况自行填写。要求自评者阅读每条内容的含义后，作出独立的、不受任何人影响的自我评定。如果评定者的文化程度过低，看不懂或不能理解 SDS 问题，可由照护人员逐条念，让自评者独立做出评定。一次评定可在 10 分钟内完成。

③结果分析：指标为总分，将 20 个项目的各个得分相加，即得粗分。标准分等于粗分乘以 1.25，四舍五入取整数部分。总粗分的正常上限为 41 分，标准总分为 51 分。抑郁评定的临界值为 51，分值越高，抑郁倾向越明显。标准分<53 分为无抑郁；标准分≥53 分且<60 分为轻度抑郁；标准分≥60 分且<70 分为中度抑郁；标准分≥70 分为重度抑郁。

3. 老年人人格评估方法和工具

（1）老年人人格评估方法。包括观察法、交谈法、作品分析法等。评估人时，可观察老年人的言行态度等外在表现；与老年人交谈了解其内在的思想感情；与对老年人有重要意义的他人进行交谈，了解他们对老年人人格特征的看法；收集老年人的书信、日记等，分析其人格特征。

（2）老年人人格评估工具。①MBTI（myers-briggs type indicator）。MBTI是心理学家凯瑟琳·碧斯母女在瑞士心理学家卡尔·荣格的"性格类型理论"基础上发展而成的，用于考察被测评者在组织中的贡献、领导风格、偏好的工作环境、潜在的缺陷等个体特征与潜力。它有4个维度、16种类型，分别是外倾和内倾（EI）维度、感觉和直觉（SN）维度、思维和情感（TF）维度、判断和知觉（JP）维度。MBTI在理论架构上显得非常完善，企业常用来招聘员工进行测试。

②DISC人格测验。这个理论是一种"人类行为语言"，其基础为美国心理学家威廉·莫尔顿·马斯顿（William Moulton Marston）博士在1928年出版的著作《常人的情绪》（*Emotions of Normal People*）。马斯顿博士是研究人类行为的著名学者，他的研究方向，有别于弗洛伊德和荣格所专注的人类异常行为，DISC研究的是由内而外的人类正常的情绪反应。其之后的学者进一步将这个理论发展为测评，也就是大家所熟知的DISC人格测评。它由24组描述个性特质的形容词构成，每组包含4个形容词。这些形容词是根据支配性（D）、影响性（I）、稳定性（S）和谨慎性（C）4个测量维度以及干扰维度来选择的，要求应试者根据自己的第一直觉，从每组4个形容词中选出最适合自己和最不适合自己的形容词；然后通过汇总，得出某个人的基本性格类型，从而了解应试者的管理、领导素质以及情绪稳定性等。

③PDP（professional dyna-metric programs）。最初的PDP系统由Samuel R. Houston、Dudley Solomon和Bruce M. Hubby，三位PDP研究机构创办人领导40余位行为科学家在1978年完成。PDP的问卷设计理论建立在Thurstone（1934）、Cattell（1950）、Guilford（1954）、Fiske（1949）、Daniels（1973）、Horst（1968）等心理学家的研究基础之上，是一种思维模式和行为模式的分析系统，由美国南加州大学与科罗拉多大学基于统计科学与行为科学

发明，已经有 8 种语言版本在全球 34 个国家同时使用，广泛运用在全球 500 强企业的人力资源管理中。它是一个用来衡量个人的行为特质、活力、动能、压力、精力及能量变动情况的系统。PDP 根据人的天生特质，将人群分为五种类型，包括：支配型、外向型、耐心型、精确型、整合型；为了将这五种类型的个性特质形象化，根据其各自的特点，这五类人群又分别被称为"老虎""孔雀""考拉""猫头鹰""变色龙"。PDP 是一个进行人才管理的专业系统，能够帮助人们认识与管理自己，帮助组织做到"人尽其才"。

以上介绍的人格评估工具是常用的工具，具有较好的信效度。虽然它们并不是特别针对老年人人格进行评估的工具，但仍然可以借鉴使用。

4. 老年人压力应对评估的方法和工具

评估方法包括交谈法、评估量表测验法。心理压力应对评估的工具较多，限于篇幅只介绍两种常用的评估工具：一是美国心理学家霍曼和瑞希编制的生活改变与压力指数量表，该表列出了 43 种大部分人都可能经历的生活事件，由 400 位不同职业、阶层、身份、年龄的人对这些事件产生的压力大小打分，发现其中 24 个项目直接与家庭内人际关系的变化有关，可以用来测量近 1 年不同类型的生活事件对个体的影响，预测个体出现健康问题的可能性；另外一个就是住院老人压力评估量表，是目前临床应用较多的测量工具（见表 3-13）。

表 3-13　住院老人压力评估量表

编号	权重	事件	编号	权重	事件
1	13.9	和陌生人同住一室	26	24.5	担心给医护人员增添负担
2	15.4	不得不改变饮食习惯	27	25.9	想到住院后收入会减少
3	15.9	不得不睡在陌生床上	28	26.0	对药物不能耐受
4	16.0	不得不穿老人服	29	26.4	听不懂医护人员的话
5	16.8	四周有陌生机器	30	26.4	想到将长期用药
6	16.9	夜里被护士叫醒	31	26.5	家人没来探视
7	17.0	生活上不得不依赖别人帮助	32	26.9	不得不手术
8	17.7	不能在需要时读报、看电视	33	27.1	因住院而不得不离开家

续表

编号	权重	事件	编号	权重	事件
9	18.1	同室病友探访者太多	34	27.2	毫无预兆而突然住院
10	19.1	四周气味难闻	35	27.3	按呼叫器无人应答
11	19.4	不得不整天睡在床上	36	27.4	不能支付医疗费用
12	21.2	同室病友病情严重	37	27.6	有问题得不到解答
13	21.5	排便排尿需他人帮助	38	28.4	思念家人
14	21.6	同室老人不友好	39	29.2	靠鼻饲进食
15	21.7	没有亲友探视	40	31.2	用止痛药无效
16	21.7	病房色彩太鲜艳、太刺眼	41	31.9	不清楚治疗目的和效果
17	22.7	想到外貌会改变	42	32.4	疼痛时未用止痛药
18	22.3	节日或家庭纪念日住院	43	34.0	对疾病缺乏认识
19	22.4	想到手术或其他治疗可能带来的痛苦	44	34.1	不清楚自己的诊断
20	22.7	担心配偶疏远	45	34.3	想到自己可能再也不能说话
21	23.2	只能吃不对胃口的食物	46	34.5	想到失去听力
22	23.2	不能与家人、朋友联系	47	34.6	想到自己患了严重疾病
23	23.4	对医生护士不熟悉	48	39.2	想到会失去肾脏或其他器官
24	23.6	因事故住院	49	39.2	想到自己可能得了癌症
25	24.2	不知接受治疗护理的时间	50	40.6	想到自己可能失去视力

第三节 社会健康评估

一、社会健康评估的界定与研究进展

全面认识和衡量老年人的健康水平,除了评估生理、心理功能外,还应评估其社会状况。社会健康评估是对老年人生存的社会健康状况和社会功能状况进行评估，具体包括老年人社会角色功能、所处环境、文化背景、家庭状况等方面。评估方法有交谈、观察、量表评估，环境评估时应进行实地观察和抽样检查。

社会健康评估的研究进展是随着新的医学模式即生物—心理—社会医学模式的出现而产生并随之发展，在专题研究领域主要与社会支持的研究相关，国外最早追溯到1601年英国颁布的《济贫法》中提及社会支持。经过400多年的发展，目前发达国家对于社会健康评估已形成了自己的标准。我国最早研究社会支持的标志为1999年中南大学湘雅公共卫生学院的肖水源完成并出版了社会支持评定量表，对社会健康评估提供了参考依据。近年来我国相关研究文献明显增多，主要是针对社会福利、老年人疾病等方面进行了相关性研究。

二、社会健康评估的理论分析

社会健康评估主要是从老年人的角色功能、环境、文化与家庭三个方面进行评估。

1. 角色功能评估

对老年人角色功能的评估，其目的是明确老年人对角色的感知、对承担的角色是否满意，有无角色适应不良，以便及时采取干预措施，避免角色功能障碍给老年人带来的生理和心理两方面的不良影响。

（1）角色的定义。又称社会角色，是社会对个体或群体在特定场合下职能的划分，表示与人们的某种社会地位身份相一致的、一整套权利义务的规范与行为模式。任何一种角色都与一系列行为模式相关，一定的角色必有相应的权利义务。其次，角色是人们对处于一定社会位置的人的行为期待。如教师的角色就该具备教书育人、言传身教、诲人不倦等行为特征。老年人一生中经历了多重角色的转变，从婴儿到青年、中年直至老年，从学生到踏上工作岗位直至退休，从儿女到父母亲直至祖父母等，适应角色转变对其角色功能起着相当重要的作用。

（2）角色的功能。指从事正常角色活动的能力，包括正式的工作、社会活动、家务活动等，老年人由于老化及某些功能的退化而使这种能力下降。老年人对自己角色的适应与其性别、个性、文化背景、家庭背景、社会地位、经济状况等因素有关。

2. 老年人角色功能的评估

评估时可以通过交谈、观察两种方法来收集资料。评估的内容包括以下三种。

（1）角色的承担。①一般角色。了解老年人过去的职业、离退休年份和现在的工作状况，有助于防范由于退休所带来的不良影响，也可以确定老年人对目前的角色是否适应。评估老年人角色的承担情况，可询问：最近1周内做了什么事情，哪些事情占去了大部分时间，什么事情是重要的、什么事情很困难等。②家庭角色。老年人离开工作岗位后，家庭成了主要的生活场所，并且大部分家庭有了第三代，老年人由父母的地位上升到祖父母的地位，家庭角色增加，行为模式改变，常常担负起照料第三代的任务；老年期又是丧偶的主要阶段，若老伴去世，则要失去一些角色。另外，性生活的评估，可以了解老年人的夫妻角色功能，有助于判断老人社会角色及家庭角色形态。评估时要求护士持客观评判、尊重事实的态度，询问老年人过去以及现在的角色承担情况。③社会角色。社会关系形态的评估，可提供有关自我概念和社会支持资源的信息。收集老人每日活动的资料，对其社会关系形态进行分析评价，如果老年人对每日活动不能明确表述，提示社会角色的缺失或是不能融合到日常社会活动中去。不明确的反应，也可提示老年人是否有认知或其他精神障碍。

（2）角色的认知。询问老年人对自己角色的感知和别人对其所承担的角色的期望；进入老年期对其生活方式、人际关系方面的影响；别人对其角色期望是否认同。

（3）角色的适应。询问老年人对自己承担的角色是否满意以及与自己的角色期望是否相符。当角色表现与角色期望不协调或无法达到角色期望的要求时，便会发生角色适应不良。观察老年人有无角色适应不良的身心行为反应，如头痛、头晕、疲乏、睡眠障碍、焦虑、抑郁、忽略自己和疾病等，及时帮助老年人调整心态，适应角色改变，避免身心疾病的发生。

3. 环境评估

环境是指人类赖以生存与发展的社会与物质条件的总和，分物理环境和社会环境。人的健康有赖于健康的生存环境，Dunnd 的坐标方格图全面地显示了环境与健康的相互关系（见图 3-3）。老年人的健康与其生存的环境存在着联系，如果环境因素的变化超过了老年人人体的调节范围和适应能力，就会引起疾病。通过对环境进行评估，可以更好地去除妨碍老年人生活行为的因素，创造有利于老年人功能发挥的最佳环境，促进老年人生活质量的提高。

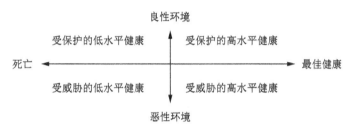

图 3-3　环境与健康的相互关系

4. 文化与家庭评估

文化和家庭因素可以直接影响老年人的身心健康和健康保健。

（1）文化评估。文化在一定的社会背景下产生和发展，并被人们自觉地、广泛地接受。老年人文化评估的目的是了解老年人的文化差异，为制定符合老年人文化背景的个体化的护理措施提供依据。老年人文化评估的主要内容包括价值观、信念和信仰、习俗等，这些因素与老年人的健康密切相关，决定着老年人对健康、老化、疾病和死亡的看法及信念。老年人文化的评估方式同成年人一样。值得注意的是，老年住院患者容易发生文化休克，应结合临床观察进行询问。

（2）家庭评估。家庭是建立在婚姻、血缘或收养关系基础上，密切合作共同生活的小型群体。家庭的健康与个体的健康休戚相关，家庭对个体的健康感知和健康管理信念与行为的影响不容忽视，家庭是满足人们个人需求的最佳地点，尤其是个体健康不佳或患病住院时，人们需要依托于家庭这个整体的支持。缺乏家庭关照和有家庭问题的老年人，其身心康复会受到不同程度的影响。家庭评估的目的是了解老年人家庭对其健康的影响，以便制定有益于老年人疾病恢复和健康促进的护理措施。

家庭评估的方法与一般护理评估的方法不同，主要是通过家庭访视来完成的。家庭访视是为了促进和维持个体和家庭的健康，通过观察和交谈的方法，在老年人家里进行有目的、有计划的交往活动，是对老年人家庭进行健康评估、开展家庭护理的重要工具。其程序可分为5个步骤：准备、实际访视、预约下次访视时间、记录、评价。"准备"决定了访视的成败，包括：访视对象的选择、访视目的与目标、访视用物的准备、访视线路安排等。另外，家庭功能、家庭支持内容可用量表评估。

评估的内容主要包括家庭成员基本资料、家庭类型与结构、家庭成员的关系、家庭功能与资源以及家庭压力等方面。常用于家庭功能评估的量表包括：①APGAR家庭功能评估表，涵盖了家庭功能的5个重要部分，即适应度（A）、合作度（P）、成长度（G）、情感度（A）和亲密度（R），通过评分可以了解老年人有无家庭功能障碍及其障碍的程度。②Procidano 和 Heller 的家庭支持量表，用于评估老年人的家庭支持情况。

三、社会健康评估的工具分析

1. 物理环境评估工具

物理环境是指一切存在于机体外环境的物理因素的总和。由于人口老龄化的出现、子女在外地工作，"空巢"家庭日益增多，大量老年人面临着独居生活的问题。家是老年人主要的生活场所，是学习、社交、娱乐和休息的地方。评估时应了解其生活环境、社区环境中的特殊资源及其对目前生活环境、社区环境的特殊要求，其中居家安全环境因素是评估的重点（见表3-14），通过家访可以获得这方面的资料。

表3-14 老年人居家环境安全评估要素

部位	评估要素
一般居室	
光线	光线是否充足
温度	是否适宜

续表

部位	评估要素
地面	是否平整、干燥、无障碍物
地毯	是否平整、不滑动
家具	放置是否稳固、固定有序,有无阻碍通道
床	高度是否在老人膝盖下、与其小腿长度基本相等
电线	安置如何,是否远离火源、热源
取暖设备	设置是否妥善
电话	紧急电话号码是否放在易见、易取的地方
厨房	
地板	有无防滑措施
燃气	"开""关"的按钮标志是否醒目
浴室	
浴室门	门锁是否内外均可打开
地板	有无防滑措施
便器	高低是否合适,是否设扶手
浴盆	高度是否合适,盆底是否垫防滑胶垫
楼梯	
光线	光线是否充足
台阶	是否平整破损,高度是否合适,台阶之间色彩差异是否明显
扶手	有无扶手

(1) 老年人环境设置原则。老年人随着机体的老化、身体协调能力下降,大部分时间在居室内度过,由于老年人的空闲时间较多,所以需要居室的活动空间更为广阔。老年人的环境设置应该遵循健康、安全、便利、舒适、整洁的原则。要尽可能地为老年人提供良好的生活环境,使他们能够愉快的享受晚年生活。

(2) 老年人环境设施要求。①由于老年人视力下降,其居室内的采光要明亮,尽可能使阳光能直接照射到室内。因为阳光照射可使毛细血管扩张,促进血液循环,加速新陈代谢,有利于调节人体免疫功能,同时起到防治骨质疏松的作用。老年人的暗适应能力降低,光线较暗的地方容易产生危险,居室内要安装夜间照明灯具,便于老年人夜间行走,如在不妨碍睡眠的情况下可安装地灯等。②室内设施应简单、明净、便捷,装饰物宜少而精,便于老年人活动。如老人使用轮椅,居室内应留出足够的空间便于轮椅活动。③老年人使用的卫生间应设在卧室内或尽量靠近卧室,从卧室到卫生间的地面应符合防滑、无台阶或其他障碍物的要求。卫生间应设有扶手,能符合使用轮椅进出的需求。④老年人居室内应选择沉稳、不宜移动、无棱角的木制家具,尽量避免采用玻璃或金属材质,家具转角处应注意弧形设计,以免给老年人带来伤害。⑤老年人居住的周边环境最好有公园或绿地,使老年人呼吸清新的空气的同时感受到大自然的生机与活力,起到愉悦心情的作用;有文化中心、活动广场等,可为老年人提供社会交往的场所;有商场、超市,可方便老年人购物;有医疗机构,以方便老年人就医。

2. 社会环境评估的工具

社会环境包括政治、经济、文化等诸多方面,这些因素与老年人的健康有着密切关系。目前社会环境评估工具多数是根据评估目的来设计的评估表。评估主要的内容有以下几个方面。

(1) 社区环境。向社区管理人员了解或到社区实地考察。老年人居住的社区配套设施是否完善,如公园、医院、餐馆、商店、银行、车站等是否齐全;社区是否提供医疗保健、家政服务等老年人需求的项目;社区是否有专业人员从事老年人服务;老年人对社区服务人员的工作是否满意,等等。

(2) 经济状况。在社会环境因素中,经济状况对老年人的健康以及老年角色适应影响最大。这是由于老年人退休后固定收入减少或者给予经济支持的配偶去世,由此所带来的经济困难可导致老年人失去家庭、社会地位或独立生活的能力。护士可通过询问以下问题了解经济状况:①经济来源。单位退休工资、福利如何;对收入低的老年人,要询问个人收入是否足够支付饮食、生活用品和部分医疗费用。②家庭经济状况。目前有无经济困难,家中是否有失业、待业人员。③医疗费用的支付形式。有无医疗保险。

(3) 生活方式。通过交谈或直接观察,评估老年人饮食、睡眠、排泄、娱乐等方面的生活习惯以及有无吸烟、酗酒等不良嗜好。若有不良生活方式,应进一步了解对老年人带来的影响。

（4）邻里关系。这也是判断社会功能的主要指标。可以通过了解老年人与邻里之间的关系、与亲属朋友接触的频度、参与社会团体活动的情况，判断老年人有无社会孤立的倾向。

（5）社会支持。评估老年人是否有支持性的社会关系网络，如家庭关系是否稳定；家庭成员是否相互尊重、相处是否和谐；家庭成员向老人提供帮助的能力以及对老人的态度；如果老年人独居，应详细询问是否有亲近的朋友、亲属；有无可联系的专业服务人员以及可获得的支持性服务项目等。国内常用的测量社会支持度的评估量表是中南大学湘雅公共卫生学院肖水源于1986年编制的社会支持评估量表，该量表共有10个条目，包括客观支持、主观支持和对社会支持的利用度三个维度。

3. 家庭评估的工具

主要有1978年Smilkstein设计的用于评价家庭功能的量表——APGAR家庭功能问卷以及目前常用的家庭支撑量表，详见表3-15和表3-16。

表3-15 APGAR家庭功能评估表

项目	经常	有时	很少
1. 当我遇到困难时，可以从家人处得到满意的帮助 补充说明：			
2. 我很满意与家人讨论各种事情以及分担问题的方式 补充说明：			
3. 当我从事新的活动或发展时，家人能接受并给我支持 补充说明：			
4. 我很满意家人对我表达情感时的方式以及对我情绪（如愤怒、悲伤、爱）的反应 补充说明：			
5. 我很满意家人与我共度时光的方式 补充说明：			

注："经常"得2分，"有时"得1分，"很少"得0分。

总分7~10分，表示家庭功能无障碍；4~6分，表示家庭功能中度障碍；0~3分，表示家庭功能严重障碍。

表 3-16　Procidano 和 Heller 的家庭支持量表

项目	是	否
1. 我的家人给予我所需的精神支持		
2. 遇到棘手的问题时，我的家人帮我出主意		
3. 我的家人愿意倾听我的想法		
4. 我的家人给予我情感支持		
5. 我和我的家人能开诚布公地交谈		
6. 我与家人分享我的爱好与兴趣		
7. 我的家人能时时察觉到我的需求		
8. 我的家人善于帮助我解决问题		
9. 我和我的家人感情深厚		

注：选择"是"得 1 分，"否"得 0 分。

总分 7～9 分，表示家庭支持良好；4～6 分，表示家庭支持中度障碍；0～3 分，表示家庭支持严重障碍。

第四节　康复护理评估

一、康复护理评估的界定与研究进展

1. 康复护理评估的概念

康复护理评估是客观地评估患者功能障碍的性质、部位、严重程度、发展趋势、预后和转归，为正确设定康复目标、制定康复方案提供依据。康复护理评估也称康复护理评价或评估，是由护理人员收集与患者相关的临床资料，检查与测量功能障碍，将其结果与正常标准进行比较、分析、解释，并对功能障碍进行诊断的全过程，是康复评估的重要组成部分。

2. 康复护理评估的目的

康复护理评估是一个反馈过程，通过评估可以为护理诊断提供依据，了解护理计划、护理措施的效果以及患者的康复进展情况。护理人员可以检验原有康复计划的有效性，为下一个康复护理计划的制定提供新的起点。具体表现在以下几个方面：

(1) 明确康复护理诊断。通过康复评估，对患者的躯体功能、家庭状况、社会环境等情况进行收集分析，掌握其现存的或潜在的护理问题。

(2) 制定康复护理目标。评估结果可以使我们了解患者病损程度及其可逆程度，也就使我们了解患者功能恢复的最大限度，并按照评估所确定的首优、中优和次优问题的顺序，制定出康复治疗的预期目标。根据评估结果制定的目标具有可测量和可观察的特点，避免了盲目性和随意性。

(3) 观察康复护理效果。康复护理评估要在康复护理的前、中、后阶段分别进行，通过评估资料的前后对比可以观察康复治疗及护理的效果，以及是否达到本阶段的护理目标。

(4) 比较康复护理方案的优劣。选择投资少而收益大的康复护理计划加以实施，使康复护理发挥最大效益，减少支出。随着康复的进展和病情的发展，患者机体的情况会不断发生变化。因此，通过康复护理评估进行比较，可以确定康复护理是否达到预期目标，并根据比较结果决定是继续使用该方案还是对其进行调整和修订，从而使效益最大化。

(5) 进行预后评估。康复护理评估可以帮助护理人员正确估计患者的预后，以便使患者及其家属做好必要的思想准备，也有利于制定护理计划。如脊髓损伤的患者，评估其损伤平面，可以了解患者最终能够达到的独立活动程度，为残疾等级的划分提供依据。

(6) 为回归社会作准备。通过评估患者的体能与功能残存情况，作出合理的工作与日常生活能力的鉴定，为患者回归社会提出指导性的建议和方案。

二、康复护理评估的理论分析

康复护理评估通常包括以下几个方面。

1. 身体功能评估

(1) 一般康复医学评估。①人体形态评估。了解截肢、肢体浮肿和下肢不等长对患者形态和功能的影响程度。②皮肤和淋巴。除观察皮肤颜色、温度、湿度和弹性外,应观察皮肤有无水泡、水肿、皮疹、瘀斑、破损、压疮,尤其是骨性隆起的皮肤和假肢或矫形器接触部位的皮肤。③头、面和颈部。了解有无视力和听力受损;牙齿、牙龈、义齿和舌对言语—语言和吞咽功能有无影响。④运动功能。了解患者进行康复训练的耐受能力。⑤言语—语言能力。包括听力、说话能力、书写及计算能力。⑥生殖、泌尿系统和直肠。首先是对功能进行评估,然后是对肌力、关节活动度、平衡性、协调、步态等的评估,最后是对矫形器和辅助器具的使用能力的评估。

(2) 专科检查和评估。包括心肺功能的评估、心理学评估、神经生理学评估等。

2. 语言功能的评估

包括对声音语言的理解和表达、应答能力(即听和说能力)、对文字语言的理解、表达能力(即读写能力)、计算能力的评估等。

3. 心理评估

包括智力测验、行为测验、性格测验、心理适应能力测验。

4. 日常生活活动能力的评估

包括进食、穿衣、大小便控制、洗澡和行走等,即衣食住行和个人卫生。

5. 职业能力评估

包括职业适应能力评估、职业前评估(如作业习惯、作业速度和耐久性的测定)。

6. 参与社会生活能力评估

包括社会适应能力、家庭经济能力、社区环境、社会资源(包括医疗保健、文化娱乐、公共交通设施等)利用的可能性评估。

三、康复护理评估的工具分析

1. 主要工具分析

问卷调查是指把事先设计好的、有针对性的问题制成表格,让患者或家属填写,以此来收集资料、评估功能的方法。随着现代科学技术在康复医学中的应用越来越广泛,目前很多仪器设备被应用于康复评估,如肌电图、诱发电位、等速运动测定仪、步态分析仪、计算机等。自设计的调查问卷需要进行信度和效度的检验,达标才能进行调查。事先检查仪器设备是否正常工作,如正常才可以用来进行评估。

2. 评估方法

(1) 交谈法。问卷调查工具使用交谈法,通过与患者及家属的交谈,可以了解患者的病史、功能障碍对日常生活和工作的影响等,并可以与患者进行充分的沟通,取得患者的信任,为康复治疗和训练打下良好的基础。

(2) 观察法。是康复评估的重要方法,可以了解患者的全身状况和功能障碍部位的形态改变,如患者肢体活动障碍,应注意观察是否有关节畸形、挛缩、瘢痕形成等。另外,许多功能障碍的评估是通过观察来进行的,如步态、日常生活活动能力、体位转移等。心理评估也离不开观察,观察患者的行为举止可以了解患者的心理状态、性格、情绪、智力及社交能力等。

(3) 检查法。检查可以量化评估患者的身体状况及残存功能,如肌力、残肢的长度、关节活动度、心肺功能等。

第五节 湖南省残疾老年人健康评估研究结果

一、研究方案

1. 实地调研方案

设计调查表,选择调查地点,培训调查员,组织调查员到实地调查。

2. 时间及样本量

2017年7月至8月底,4名调查员随机走访调查了湖南省长沙市、长沙县、岳阳市、岳阳县、衡阳市、衡南县、邵阳市、新邵县、怀化市、芷江县等10个地区的残疾老年人320名,掌握了各种原因致残的老年人生活现状及其具体准确的需求,为政府迫切改善残疾老年人服务这一难题提供了科学的建议。

二、主要研究结果

(1) 残疾老年人一般情况见表3-17。

表3-17　残疾老年人一般情况表

项目	组别	人数	构成比（%）
年龄	60—69岁	63	19.7
	70—79岁	94	29.4
	80—89岁	139	43.4
	90—99岁	24	7.5
性别	男	157	49.1
	女	163	50.9
户口	城镇	217	67.8
	农村	103	32.2
受教育程度	没上过学	110	34.4
	小学	76	23.7
	初中	76	23.7
	高中	38	11.9
	大专	8	2.5
	本科	12	3.8
退休前从事职业	国家机关、企事业单位负责人	50	15.6
	专业技术人员	42	13.1
	办事人员	21	6.6
	商业、服务业人员	41	12.8
	农、林、牧、渔、水利业生产人员	106	33.2
	生产或运输设备操作人员	11	3.4
	军人	8	2.5
	其他	41	12.8

续表1

项目	组别	人数	构成比（%）
婚姻状况	在婚	73	22.8
	丧偶	184	57.5
	离婚	11	3.4
	未婚	52	16.3
子女数（个）	0	66	20.6
	1	64	20
	2	77	24.2
	3	59	18.4
	4	35	10.9
	5	10	3.1
	6	8	2.5
	7	1	0.3
经济收入（元）	0	123	38.5
	70	1	0.3
	80	1	0.3
	200	2	0.6
	300	1	0.3
	500	2	0.6
	600	1	0.3
	1 000	11	3.4
	1 500	13	4.1
	1 700	2	0.6
	1 800	6	1.9
	1 900	1	0.3
	2 000	71	22.3
	2 020	2	0.6
	2 100	2	0.6
	2 200	1	0.3

续表 2

项目	组别	人数	构成比（%）
	2 300	1	0.3
	2 380	1	0.3
	2 400	2	0.6
	2 500	4	1.3
	2 800	3	0.9
	3 000	39	12.2
	3 400	2	0.6
	3 500	4	1.3
	3 600	1	0.3
	3 686	1	0.3
	3 800	1	0.3
	4 000	14	4.4
	5 000	5	1.6
	5 600	1	0.3
	6 000	1	0.3
经济收入来源	退休金（养老金）	166	51.8
	家庭成员供养	36	11.3
	政府/他人救助	58	18.1
	其他	1	0.3
	退休金和家庭成员供养	30	9.4
	家庭成员供养和政府/他人救助	24	7.5
	退休金、家庭成员供养、政府/他人救助	5	1.6
医疗保险类别	城镇职工医疗保险	138	43.1
	城镇居民医疗保险	56	17.5
	新农合医疗保险	111	34.7
	公费/劳保医疗	4	1.3
	自费	6	1.9
	其他	5	1.5

续表 3

项目	组别	人数	构成比（%）
残疾分类	视力残疾	56	17.5
	听力残疾	55	17.2
	言语残疾	35	10.9
	智力残疾	28	8.8
	肢体残疾	89	27.8
	精神残疾	57	17.8

（2）残疾老年人一般状况均数和标准差值见表 3-18。

表 3-18 残疾老年人一般状况均数和标准差值表

项目	$\overline{X} \pm S_D$	最小值	最大值
年龄（岁）	78.2±8.61	60	98
子女数（个）	2±1.55	0	7
经济收入（元）	1 471.43±1 410.41	0	6 000
入住机构时间（年）	3.25±3.77	1	33
合并慢性疾病（种）	3±1.59	1	7

（3）残疾老年人的需求、相关因素及满意度见表 3-19。

表 3-19 残疾老年人的需求、相关因素及满意度表

项目	组别	人数	构成比（%）
入住机构的原因	不愿给子女添麻烦	88	27.5
	无人照顾	66	20.6
	在家雇保姆照顾费用高/质量差	2	0.6
	家庭关系不和	2	0.6
	机构环境好	3	0.9
	需要长期照护	133	41.7
	需要长期医疗护理服务	26	8.1

续表

项目	组别	人数	构成比（%）
身体健康状况	很好	26	8.1
	较好	58	18.1
	一般	156	48.8
	较差	75	23.4
	很差	5	1.6
日常生活自理能力	完全自理	9	2.8
	部分自理	82	25.6
	少部分自理	141	44.1
	不能自理	88	27.5
生活质量满意度	非常满意	48	15.0
	满意	254	79.4
	一般	15	4.7
	不满意	3	0.9
需求	日常生活照料	310	96.9
	康复治疗与护理	226	70.6
	精神慰藉和心理支持	320	100.0
	其他医疗服务	203	63.4

三、讨论与建议

从表 3-17 和表 3-18 可以看出，所调查的残疾老人整体年龄偏大，平均年龄为 78.2±8.61 岁，其中年龄最小的 60 岁，最大的 98 岁；从残疾老人子女数量来看，多数残疾老人有子女，只有 66 名老人无子女，无子女的原因一是因残疾和家庭困难一直未婚未育，二是原先有子女后因各种意外导致目前无子女；从受教育程度看出，残疾老人未上过学的人数达到 110 人，占总人数的 34.4%，总体受教育程度不高，这与老人的成长年代和背景有关；从经济收入方面分析,所调查残疾老人的经济收入不均衡,其中有123人无收入,所占比例达到38.5%;从医疗保险覆盖面来看,城镇职工医疗保险、城镇居民医疗保险和新农合医疗保险基本覆盖了绝大多数残疾老人,但仍然有6人是自费医疗,另外有5人处于补办医疗保险手续过程中,其中6人自费是由于特殊原因,今后仍可按照相应政策申请享受相应政策补贴,从残疾分类来看,所调查对象因为视力残疾占比为17.5%,听力残疾占比17.2%,精神残疾占比为17.8%,而占比最多的是肢体残疾,达到了27.8%,最少的是智力残疾,占比为8.8%。从表3-18看出残疾老人平均入住福利机构的时间为3.25±3.77年,最短的是1年,最长入住时间达到了33年。残疾老人合并慢性疾病达到了3±1.59种之多,最少的合并了1种疾病,最多的合并了7种疾病,由此可见残疾老人往往合并有多种慢性疾病,身体健康状况欠佳。

从表3-19看到:残疾老人入住机构最主要的原因是需要长期照护,占比达到了41.7%;从残疾老人自我感觉身体健康状况调查结果看到,48.8%的老人认为自己身体健康状况一般,23.4%的残疾老人认为较差;从日常生活自理能力来看,目前完全能自理的残疾老人仅仅占到2.8%,其他残疾老人均需要不同程度的他人照护;从生活质量满意度结果看到,15%的残疾老人感到非常满意,79.4%的残疾老人认为满意,只有4.7%的残疾老人表示一般,0.9%的残疾老人显示不满意,绝大部分残疾老年人对生活质量满意,这与各级民政部门从业人员给予的大力支持和照护分不开的,由此可认为湖南省残疾老年人的政策性福利措施基本落实到位;从残疾老年人的需求调研结果看到,所有残疾老年人均需要精神慰藉和心理支持(智力残疾的老人由家属或照护者协助完成调查),96.9%的残疾老人需要日常生活照料,70.6%的老人需要康复治疗与护理,63.4%的老年人需要其他医疗服务,这一需求结果与前面残疾老年人一般状况结果是相吻合的。由于残疾老人身体健康状况不佳,部分生理残疾康复过程漫长,加之老人往往同时患有几种慢性疾病,老人的精神上难免会产生负面心理,从而影响精神状态。因此,对于残疾老人首先要重视精神慰藉和心理支持,然后视老人具体健康状况和自理能力给予生活照料,接下来为残疾老人制定科学的康复计划,在专业人员的指导和协助下进行康复治疗和护理,如同时患有其他疾病,需要提供相应的医疗服务。

针对残疾老人的需求，建议加强服务设施条件的改善，配置高素质的专业技术服务人员，强化建设医养结合型或康复型医院或福利机构，提升对残疾老人的服务水平。

第四章 老年康复护理基本技术探析

第一节 康复护理环境探析

一、康复设施环境的理论分析

环境与健康密切相关，创造一个理想的康复环境，已成为护理工作中一项主要的工作内容。发达国家的康复设施环境建设相对完善，例如英国和美国的残疾人可以比较轻松地外出，享受和正常人相似的乐趣，坐轮椅的残疾人需要搭乘公共汽车，公共汽车司机会主动将门打开并连接到地面，协助残疾人上车。在康复设施环境上充分考虑残障人士的特殊性，确保提供一个安全、畅通的设施康复环境。

无障碍设施是在城市道路和建筑物中，为方便残疾人、老年人、孕妇、儿童等社会成员而设计的使之能参与正常活动的设施。助残扶弱、尊老爱幼是中华民族的传统美德，城市道路和建筑物的无障碍设施的建设，为其提供好的居住环境，是社会文明进步的重要标志。理论上康复设施环境要求：

1. 城市道路方面

（1）人行道在交叉路口、街坊路口、单位入口、居住区入口、人行横道等处应设缘石坡道。

（2）市区主干路、次干路、市区商业街和步行街的人行道以及大型公共建筑地段周边的人行道应设盲道。

（3）市区主干路、次干路的主要路口，市区商业街的主要人行横道宜设视力残疾者过街音响装置；视力残疾者居住较集中区域附近道路和盲人学校周边道路的人行横道应设过街音响装置。

（4）人行横道的安全岛应设轮椅坡道。

(5) 城市旅游景点道路、市区商业街、步行街宜设盲文地图。

(6) 在市区主干路、次干路、市区商业街、步行街等无障碍设施的位置，应设无障碍标志牌。

2. 居住区环境方面

(1) 出入口。为了方便轮椅使用者的活动，出入口应设有斜坡，倾斜角度在5°左右，坡长每增加30 cm，坡度应升高2.5 cm，宽度不得小于1.2 cm，两侧要有5 cm高的突起围栏以防轮子滑出，出入口内外应有1.5 m×1.5 m的平台部分与斜坡相接。

(2) 楼梯。以电梯为宜，电梯的设置必须便于乘坐轮椅者使用，门宽不小于80 cm，电梯厢面积不小于1.5 m×1.5 m，电梯控制装置的高度离地面应在76~95 cm。若设有楼梯，阶梯应不高于15 cm，深度为30 cm，两侧应设65~85 cm高的扶手。

(3) 扶手。在楼道、走廊、公共厕所的墙壁上安装扶手，便于患者和行动不便的老年人在行走和站立时扶用。

3. 室内环境方面

(1) 无障碍的卧室。单人卧室不应小于7 m^2、双人卧室不应小于12 m^2、主卧室不应小于14 m^2。橱柜挂衣杆高度不宜大于1.4 m、深度不应大于60 cm，应有直接采光和自然通风。

(2) 无障碍住房的起居室。起居室（厅）不应小于14 m^2；墙面、门洞及家具位置，应符合轮椅通行、停留及回转的使用要求；橱柜高度不宜大于1.2 m，深度不应大于40 cm。

(3) 无障碍住房的厨房。厨房应布置在门口附近，以方便轮椅进出；面积不应小于6 m^2，净宽不应小于2 m；操作台高度宜为75~80 cm，深度宜为50~55 cm。操作台面下部应留有70 cm×60 cm的空间；吊柜柜底高度不应大于1.2 m，深度不应大于25 cm。

(4) 无障碍客房和无障碍住房的卫生间。器具、配件选型及安装要求：①坐便器宜采用挂墙式或落地式坐便器；坐便器的高度宜为45 cm，清洗控制可采用手动式或自动式；清洗阀的安装高度宜离地80 cm；给水排水管应暗敷，明敷时，应采取防护措施。②洗面盆宜采用挂墙式。如采用台盆式洗面盆，其净空高度不宜小于 60 cm；洗面盆的冷、热水龙头宜采用光电控制的感应式自动水龙头，也可采用杠杆式、揿压式水龙头；如采用自动关闭阀的，则水龙头开通的时间宜大于 10 s；洗面盆下的冷、热水管和排水管宜暗敷，明敷时，应采取保护措施。③浴缸宜采用平底防滑式浅浴缸。浴缸离地高度宜为 45 cm；浴缸冷、热水龙头宜采用红外感应恒温龙头；与喷淋头相连的金属软管长度不宜小于 1.5 m，并设固定喷淋头和手持喷淋头。

（5）过道与阳台的无障碍设计要求。户内门厅轮椅通行宽度不宜小于 1.5 m；通往卧室、起居室（厅）、厨房、卫生间、储藏室的过道宽度不宜小于 1.2 m，墙体转角部位宜设计为圆角或切角；过道一侧或两侧应设扶手；阳台深度不应小于 1.5 m，向外开启的平开门应设关门拉手；阳台与居室地面高差不应大于 15 mm，且以斜面过渡。

二、心理康复环境的理论分析

为了保障康复治疗的效果，创造良好的心理康复环境是护理工作中不可忽视的环节。

1. 创建良好心理康复环境的重要性

健康不仅包括生理健康，也包括心理健康。心理健康是指在身体、智能及情感上保持最佳状态。其标志有：身体、智力、情绪十分调和；热爱生活，热爱他人，热爱大自然；适应环境，在所处的环境中能保持独立和宁静，人际关系和谐；自立而不依赖别人；能承受欢乐与忧伤的考验；有幸福感；在工作和生活中，能充分发挥自己的能力，过着有效率的生活。

目前，由于疾病谱的变化，因生物、理化因素所致的以传染病为主的疾病死亡率下降，而与生活方式、心理、社会因素有关的疾病如高血压、溃疡病、精神病的发病率明显增高，心脑血管疾病、肿瘤造成的死亡率已居世界总体死亡率的前三位。人们还认识到与疾病相伴或导致疾病发生的心理障碍与躯体疾病相比，其治疗难度要大得多。因此，维护和增进心理健康，建立良好的心理康复环境，其意义十分明显。康复护理人员在护理工作中，一定要把医学心理学知识和方法与现代康复护理的理论有机结合起来，使广大的伤、病、残者和老年人通过康复治疗，不仅躯体上的疾病得以改善或恢复，而且心理问题也能够得以矫治，从而保证康复计划的顺利实施，最终达到使患者回归家庭和社会的康复目标。

2. 提供良好心理康复环境的措施

良好的康复环境，主要是通过康复医护人员采取相关措施去努力营造的一种温馨、舒适的生活和治疗环境。心理康复环境的创造，需要从患者进入医院时就开始。

（1）创造积极的情绪环境。在康复护理过程中，应尽力减轻和改变消极情景，创造一种积极向上的情景，从而对康复对象产生一定的感染作用。如在病室及床位的选择上，要针对康复对象不同的性别、年龄、疾病性质、残疾情况及心理状态合理安排，把性格开朗、情绪稳定的患者与情绪低落、悲观失望的患者安排在同一病室，使同室病友在治疗期间，通过相互的情感交流，用一方积极的情绪和康复态度去感染和改变另一方；或在康复对象心态不好时，在其周围有意安排一些康复成功的典型患者，以情景感染而激发出积极的心理状态。

（2）建立和谐的沟通环境。应主动加强与患者的接触和交谈，态度和蔼亲切，并善于正确运用语言技巧，用患者能够理解的最好方式和通俗易懂的语言进行交流。对有语言障碍的康复对象，交谈中不可急于求成，要善于理解对方情感表达的内容和方式，当听不明白时，可复述自己理解的几种意思给他听，然后让他以点头或摇头示意的方式来确认。

（3）尊重理解患者。在为患者进行各项护理操作和功能训练前，应在取得他们同意，并让他们从心理上对实施的康复服务感到满意。因为人的心理反应直接影响情绪，而情绪的好坏又可影响康复效果和身心健康。在工作中对患者要一视同仁，不厚此薄彼，要注意耐心细致，因人而异，要尊重患者的人格，确保其隐私权，要以诚恳的态度取得患者的信任，建立良好的护患关系。

三、社会康复环境的理论分析

对社会康复环境的分析主要从康复机构建设和康复服务政策两方面进行。

1. 康复机构建设

康复机构具有为视力、听力、言语、肢体、精神、智力残疾人及其他功能障碍者提供专业康复服务的职能,分为康复中心、听力语言康复中心及辅助器具服务中心等。根据《中共中央国务院关于促进残疾人事业发展的意见》(中发〔2008〕7号)和《关于加快推进残疾人社会保障体系和服务体系建设的指导意见》(国办发〔2010〕19号)精神,康复机构建设要优先纳入当地国民经济社会发展和城乡公益性建设项目,以方便残疾人、有利于康复服务为出发点,合理布局,加大资金投入,给予重点扶持。康复机构建设要形成以国家级康复机构为龙头,省级康复机构为骨干,地市级康复机构为支撑,县级康复机构为基础,与社区康复紧密衔接的康复服务网络。

2. 康复服务政策

2016年8月国务院印发《"十三五"加快残疾人小康进程规划纲要》(以下简称《纲要》),对增进残疾人民生福祉、促进残疾人全面发展、帮助残疾人和全国人民一道共建共享全面小康社会作出部署。《纲要》指出,残疾人既是全面小康社会的受益者,也是重要的参与者和建设者。要把加快残疾人小康进程作为全面建成小康社会决胜阶段的重点任务,健全残疾人权益保障制度和扶残助残服务体系,增加残疾人公共产品和公共服务供给,让广大残疾人安居乐业、衣食无忧,生活得更加殷实、更有尊严;到2020年,残疾人权益保障制度基本健全、基本公共服务体系更加完善,残疾人事业与经济社会协调发展;残疾人社会保障和基本公共服务水平明显提高,共享全面建成小康社会的成果。

《纲要》提出六个方面的主要任务:一是将农村贫困残疾人作为脱贫攻坚的重点对象,分类施策、精准帮扶,确保如期脱贫;逐步建立残疾人基本福利制度,提高残疾人社会保障水平,织密筑牢残疾人基本民生保障安全网。二是建立完善残疾人就业扶持政策体系,多渠道促进残疾人就业创业,帮助更多的残疾人加入大众创业、万众创新的时代潮流中去,通过劳动过上更好的生活。三是实施残疾预防和残疾人康复、教育、文化体育、无障碍等基本公共服务项目,建立服务标准体系,提高服务质量效益,为残疾人平等参与、全面发展创造便利化条件和友好型环境。四是制定、修订残疾人就业、教育、社会福利等法规,强化残疾人权益保障法律法规的落实,提升残疾人事业法治化水平,依法保障残疾人平等权益,依法推进残疾人小康进程。五是营造理解、尊重、关心、帮助残疾人的浓厚社会氛围，促进残疾人慈善事业、志愿服务和服务产业发展，加强国际交流合作，为加快残疾人小康进程注入新的动力。六是落实政府责任，加大投入力度，加快专业人才队伍培养，促进科技应用和信息化建设，增强基层服务能力，改进残疾人证发放管理等基础工作，为加快残疾人小康进程提供有力支撑。《纲要》要求，各地区要制定当地残疾人事业"十三五"规划或加快残疾人小康进程规划，并将《纲要》的主要任务指标纳入当地国民经济和社会发展总体规划；各部门要根据职责制定配套实施方案，并将《纲要》的主要任务指标纳入有关专项规划，统筹安排、同步实施。各级政府残疾人工作委员会及相关部门要对《纲要》执行情况进行督查、监测和跟踪问效。

2018年7月国家公布了《关于印发促进护理服务业改革与发展指导意见的通知》（国卫医发〔2018〕20号）文件，文件中提出：到2020年，护理服务供给更加合理，医疗机构护理服务有序合理，分工协作更加紧密；护理院、护理中心、康复医疗中心、安宁疗护机构等接续性医疗机构数量显著增加，康复护理、老年护理、残疾人护理、母婴护理、安宁疗护等服务供给不断扩大；社区和居家护理服务得到进一步发展。

从以上文件精神可见，康复服务对于残疾人的小康进程至关重要，康复护理已经得到了高度重视。

（1）明确目标。将残疾人社区康复工作纳入社区卫生服务和初级卫生保健工作计划；完善基层卫生机构的康复服务设施，为残疾人直接提供医疗康复服务；培训人员，提高社区卫生服务机构人员的康复知识和技能水平；普及康复知识，开展健康教育；指导社区内的康复服务及残疾人开展自我康复训练；做好残疾预防工作。

（2）成立技术指导机构，完善技术指导网络。成立全国残疾人社区康复专家技术指导组，制定技术标准，统编培训大纲和教材，培训技术骨干，深入地方指导，推广实用技术，参加检查评估验收。

（3）完善服务网络，提供康复服务。以社区为基础、家庭为依托，充分发挥社区卫生服务中心（站）、乡镇卫生院、学校、幼儿园、社区服务中心、福利企事业单位等现有机构、设施、人员的作用，资源共享，形成社区康复服务网络，为残疾人提供就近就便、及时有效的康复服务。

总之，应该因地制宜，因陋就简，因势利导，把解决残疾人的康复问题纳入整个社区发展的规划之中，让残疾人重新回归社会生活。

第二节 物理疗法及康复护理探析

一、运动疗法及康复护理的理论基础

1. 概述

（1）定义。物理疗法指应用力、电、光、磁、声、水、热等物理因子治疗疾患，改善或重建躯体功能的方法。其中通过徒手或利用器械，以运动学、生物力学和神经发育学为基础，以作用力与反作用力为主要治疗因子，达到恢复或改善躯体、生理、心理和精神功能的治疗方法称为运动疗法。

（2）作用特点。患者主动参与完成助力运动、主动运动、抗阻运动、牵伸运动等康复治疗活动，达到维持与改善关节活动范围，提高肌力、耐力、平衡协调能力，改善运动组织的物质代谢和能量代谢能力，提高神经肌肉运动控制能力等作用。

（3）主要内容。主要内容包括关节活动范围训练、肌力训练、平衡能力训练、体位转换能力训练、步行训练、心肺功能训练、易化技术等。

2. 关节活动范围训练

（1）基本概念。关节活动范围指关节所能达到的范围，包括主动和被动活动范围。关节活动范围训练是指利用各种方法以维持和恢复因软组织粘连或肌痉挛等多种因素引起的各种关节功能障碍的运动训练。

（2）影响关节活动范围的生理因素主要包括：拮抗肌的肌张力限制，软组织相接触、关节韧带张力的限制，关节周围的弹性情况和骨组织的限制等。病理性因素包括：关节疾患、关节内异物、关节长时间制动、肌肉痉挛、皮肤瘢痕挛缩、骨性病变等。

（3）训练方法。①关节活动术。被动关节活动范围训练，是在患者完全不用力的情况下，借助外力完成的关节活动范围的训练方法。外力主要来自治疗师、患者健侧和康复器械。患者生命体征稳定后即进行患者耐受的全方位、全

范围被动活动范围训练。利用康复器械进行的持续被动活动（continuous passive motion，CPM）是在一定时间、范围内不间断地重复进行的被动关节活动训练。主动关节活动范围训练，是患者患侧主动用力完成的各方位关节活动范围的训练，适用于肌力达到3级以上的患者，活动训练强度应在患者的耐受范围之内。通过关节活动范围的训练维持关节正常形态和结构，达到维持和改善关节活动范围的目的。对于肌肉瘫痪的患者，在神经功能恢复前应及早进行关节的被动活动，可以达到维持关节正常活动范围的目的。

②关节松动术。通过徒手的被动运动，利用较大的振幅、低速度的附属运动手法，使活动受限的关节副运动（或称为关节间隙运动）恢复到正常的生理状态，从而减少关节疼痛和改善关节运动障碍的治疗方法称为关节松动术。附属运动是正常关节活动范围内具有的关节内或关节周围的动作，但是患者无法主动完成，只能被动完成，这些动作是关节在生理范围之外、解剖范围之内完成的一种被动运动。通过附属运动牵拉关节、撕裂粘连带，增加关节中骨与骨之间的距离，达到增加关节活动范围的目的。关节松动术包括4级治疗手法：Ⅰ级在关节活动起始处做低幅有节奏的振动；Ⅱ级在关节活动范围内尚未达到极限时，做大幅度有节奏的振动；Ⅲ级在运动范围极限处抵抗组织的阻力，做大幅度、有节奏的振动；Ⅳ级在运动范围极限处抵抗组织的阻力做小幅度、有节奏的振动。Ⅰ级、Ⅱ级技术主要是用于因疼痛所致的关节活动受限；Ⅲ级手法用于治疗关节疼痛并伴有僵硬；Ⅳ级手法用于治疗关节因周围软组织粘连、挛缩引起的关节活动受限。

③软组织牵伸训练。挛缩多是由皮肤、肌肉及包绕关节周围的软组织缩短引起。软组织牵伸训练是通过外力使关节周围挛缩的软组织松弛的一种牵拉矫正方法。外力的牵伸使关节周围挛缩的软组织重新获得伸展，达到恢复关节活动范围的目的。

④关节活动范围训练的护理。主要的护理要点有：观察患者的一般情况、生命体征等；做好运动治疗的准备工作，包括器材的准备及解释工作；注意观察治疗反应，把握治疗强度，达到患者的耐受量；关节松动术前，应做好关节周围软组织的加热或放松训练并做好心理护理。

3. 肌力训练

(1) 基本理论。肌力指肌肉收缩时所能产生的最大力量。肌肉耐力指有关肌肉持续进行某项特定任务（作业）的能力，其大小可以用从开始收缩直到出现疲劳时已收缩的总次数或所经历的时间来衡量。力量练习常用于训练肌肉萎缩无力的患者，包括因伤病固定肢体或长期卧床、活动少所致的肌肉废用性萎缩和骨关节及周围神经病损伤所致的肌肉软弱或轻瘫的患者，以发展其肌力和耐力，从而恢复运动功能。

(2) 训练原则。为达到增强肌力的目的，训练时应遵循以下原则：阻力原则、超负荷原则、肌肉收缩的超量恢复原则。

(3) 肌肉收缩的形式。①等长或静力收缩。是指肌肉收缩时，肌肉起止点之间的距离无变化，其肌纤维长度基本不变，故不发生关节运动，但肌张力明显增高。②等张或动力收缩。是指在有阻力的情况下进行肌肉收缩，收缩过程中肌张力基本保持不变，但肌长度发生变化，产生关节运动。根据肌肉起止部位的活动方向，可分为向心性收缩和离心性收缩。③等速运动。是指在专门的等速运动仪器上进行的运动速度不变、肌力大小变化的肌力收缩训练。

(4) 训练方法。①辅助主动运动。指在外力的辅助下通过患者主动收缩肌肉来完成的运动或动作，辅助力量由治疗师、患者的健肢提供，亦可利用器械、引力或水的浮力来帮助完成。适用于肌力较弱尚不能独自主动完成运动的部位，肌力1~2级的患者。在训练时要随着肌力的恢复不断地改变辅助的方法和辅助量。②主动运动。指患者主动以肌肉收缩形式完成的运动，运动时不需要助力，不用克服外来阻力，适用于肌力达到3级以上的患者。训练中应采取正确的体位和姿势，将肢体置于抗重力位，防止代偿运动。③抗阻力主动运动。指在肌肉收缩过程中，需克服外来阻力才能完成的运动。适用于肌力已达4级或5级，能克服重力和外来阻力完成关节活动范围的患者。具体做法与辅助主动运动的形式相同，但作用的方向相反。

(5) 肌力训练的护理。肌力训练方法的选择有以下几种：0级肌力时选择神经肌肉电刺激疗法，1~2级肌力时选择助力训练，3级肌力选择患肢独立活动，4~5级肌力时选择抗阻训练。心肺功能不全患者在进行肌力训练时，医护人员要密切观察并时刻提醒患者呼吸通畅，防止屏气，以免增加心肺负担；

有 2 级以上高血压或其他心血管合并症患者禁止进行抗阻训练；2 级以下肌力的患者要积极进行助力训练，并在发病初期及时进行心理干预。

4. 平衡能力训练

（1）基本理论。①定义。平衡能力指人体不论处在何种位置、何种状态，都能自动调整并维持姿势的能力，即当人体重心垂线偏离稳定的支持面时，能立即通过主动的或反射性的活动使重心重新返回到稳定的支持面内的能力。平衡能力的训练是为提高患者维持身体平衡能力所采用的各种训练措施。通过这种训练，能激发姿势反射，加强前庭器的稳定性，从而改善平衡功能，达到能下意识自动维持平衡，实现患者身体控制和生活自理的目的。②平衡的分类。平衡包括静态平衡和动态平衡。静态平衡是指人体在无外力的作用下，保持某一静态姿势，自身能控制及调整身体平衡，主要依赖于肌肉的等长收缩即关节两侧肌肉协同收缩来完成。动态平衡是在外力作用于人体或身体的原有平衡被破坏后，人体需要不断地调整自己的姿势维持新的平衡，主要依赖于肌肉的等张收缩来完成。③维持平衡功能的因素。平衡功能的正常依赖于三种因素：人体具有保持身体位置安定的能力即稳定力，在身体最小的摆动下身体能保持姿势，在随意运动中能调整姿势，能安全有效地对外来干扰作出反应，保持动态稳定性。④参与维持平衡功能的条件。参与维持平衡能力的各系统功能包括：前庭功能、本体感觉效率、触觉的输入和敏感度、中枢神经系统的功能、视觉及空间感知能力、主动肌与拮抗肌的协调动作、肌力与耐力、关节的灵活度和软组织的柔韧度。

（2）平衡训练原则。平衡训练的基本原则：支持面由大到小；身体重心由低到高；静态平衡到动态平衡；从自动态平衡至他动态平衡；从训练时睁眼过渡到闭眼；意识保持平衡过渡到下意识保持平衡的训练；破坏前庭器官的平衡来保持身体的平衡。

（3）训练内容。通常临床实践训练内容包括：保持坐位的平衡训练，保持手膝位的平衡训练，保持跪位的平衡训练和保持立位的平衡训练。

（4）适应证。主要适用于因神经系统或前庭器官病变引起的平衡功能障碍患者。

（5）禁忌人群。中枢性瘫痪伴有重度痉挛者、精神紧张导致痉挛加重者。

（6）提高平衡能力训练的护理。提高平衡能力训练的护理要点：与患者进行良好沟通，实施心理护理；严格按平衡训练的原则与顺序进行；对于偏瘫患者，治疗师应站在患者的患侧，保护患者，防止跌倒；对伴有高血压、冠心病的患者的训练要在治疗师的监督下进行。

5. 体位转换能力训练

各种原因所致肢体瘫痪性疾病的急性期，因生命体征不稳定、瘫痪肢体不能活动或肢体骨折后制动等，患者被迫长期卧床。这时进行正确的肢体体位摆放与体位转换，活动全身关节，促进血液循环，可以防止压疮发生，减轻痉挛，预防肢体挛缩，维持关节活动范围。

（1）体位摆放的基本原则。脑损伤患者的体位按良肢位进行摆放，骨折患者按功能位进行体位摆放，烧伤患者按抗挛缩体位进行摆放。

（2）体位转换的康复护理。改变临床护理对患者体位进行的被动转换，积极要求患者主动参与体位转换。患者利用残存肢体能力带动瘫痪肢体，在辅助下或独立地进行翻身。

6. 步行训练

此训练是以因伤病损害导致步行障碍的患者为主要的康复训练对象，如偏瘫、截瘫、脑瘫、截肢及下肢损伤的患者。

（1）步行前的训练。包括肌力和耐力训练、关节活动范围训练、平衡与协调能力训练、下肢的承重训练、健侧下肢的负重训练和辅助用具的使用练习。

（2）步行训练方法。①原地迈步练习。在平行杠内或扶手旁，扶好站稳，由患腿负重，健腿做前、后小幅度迈步，反复进行。利用台阶的最下一级阶梯，或面前放一稳固的踏板，尽量屈膝高抬腿部，踏上踏板再放回原位，健腿与患腿交替进行，反复多次。扶好站稳后，患腿屈膝抬起，靠向健腿，患足离开地面，然后伸髋、伸膝，尽量以患侧足跟部内侧着地。②扶持行走。平衡失调患者需要扶行。康复护理人员站在偏瘫侧进行扶持，先在扶持下站立练习患腿前后摆动、踏步、屈膝、伸髋、患腿负重等，康复护理人员一手握住患者患手，另一手从患侧腋下穿出置于胸前，手背靠在其胸前，掌心向前，五指分开，与患者一起缓慢向前步行。

③扶杖架拐行走。拐杖长度应按身高及上肢长度而定，拐杖训练应先由平

地开始,以距离和速度为重点,注意安全,然后再训练耐力。双拐站立,置双拐于双足的前外侧约一脚处,双肘微屈,双手抓握拐杖的横把,使拐的顶部与腋窝保留一定空隙,双肩自然放松,使上肢的支撑力落在横把上,然后练习重心的转移,背靠墙,提起一拐和提起双拐。架拐行走,偏瘫患者的单拐步行,一般健侧臂持拐,三点步行,先伸出手杖,再伸出患足,然后健足跟上。

④独立行走。在进行独立行走前,需要患者有足够的肌力(下肢肌力先达到4级)和关节活动度,同时有良好的平衡与协调功能。患者在平行杠内练习站立和行走后,再做独立行走练习。复杂步行训练主要是增加训练难度,提高步行速度、稳定性和耐力,如越过障碍走、上下斜坡等,以及实际生活环境下的实用步行训练,并逐渐将训练转移到日常生活中去。⑤上下阶梯。当患者能较顺利和平稳地完成平地行走后即开始进行上下阶梯练习,以健足先上、患足先下为原则。

(3)步行训练的康复护理。步行训练的护理要点:开始训练时容易出现膝关节屈曲,躯干前屈而跌倒,应加强保护;步行训练要循序渐进,下肢的负重能力与平衡能力等条件安全时才进行步行训练;强调患者康复主动完成,患者能独立完成的,医护人员不辅助参与。

7. 心肺功能训练

根据个体的病变性质、程度、心肺功能状况、体能等,将运动方式、持续时间、运动频率以处方的形式制定下来,称为运动处方。按运动处方进行科学的有氧运动训练,能提高心肺功能、增加心肺功能储备,降低心脏病的发病率,提高人体各系统机能,改善与保持人体的良好状态。

(1)制定运动处方的原则。①安全性,运动强度一定从小剂量开始。②个体化,考虑患者年龄、性别、心肺疾病性质与程度。③渐进性,按照运动训练的适应过程,如开始阶段、适应阶段和持续阶段,进行阶段性的训练。④可变性,根据运动训练后身体状况定期进行调整。

(2)运动处方的内容。①运动形式。大肌群参与的活动如步行、慢跑、游泳、骑自行车、越野滑雪、滑冰、园艺、家务劳动等活动都是可选择的有氧耐力训练的运动形式。但对老年体弱者,或有残疾妨碍从事上述活动者,力所能及的日常活动同样可产生有益的作用,如整理床铺、收拾房间、打扫卫生等。

②运动强度。要根据患者的病情、年龄、心肺功能状态、过去运动习惯及要达到的康复目标，制定出适合患者情况的个体化运动强度。为达到较佳运动效果，选择安全、合适的运动心率为目标心率即靶心率。靶心率的计算公式：靶心率＝（最大心率－安静心率）×（0.6～0.8）＋安静心率。简易公式：靶心率＝170－年龄。运动训练强度从靶心率低值开始，逐步增加适应运动为止。③运动时间。运动时间有持续运动时间和间歇运动时间两种。持续运动时间：15～60 分钟，一般为 20～30 分钟，运动时间的长短与运动强度成反比。第一周一般为适应性训练，运动时间为 20～30 分钟，有氧训练运动量以运动后肌肉不出现酸痛为适宜；第二周后产生正常的运动反应，运动时间逐渐延长到 45 分钟。间歇运动总时间不少于持续运动时间，运动与休息的时间比例为1∶1。④运动频率。运动频率取决于运动强度与运动时间，一般每周为 3～7 次。心肺功能较低的患者，功能状态在 1～3 METs（代谢当量，metabolic equivalent，简称 MET，梅脱），每次运动 5 分钟，每天分多次进行训练，总时间应大于 45 分钟；功能状况 3～5 METs，每天 1～2 次；功能状况 5～8 METs，每周不少于 3 次，每天进行有氧运动训练效果较好。⑤运动的进程分 3 阶段。开始阶段，低强度适应性运动训练，以肌肉无损伤和运动后无酸痛，运动持续时间不少于 10～15 分钟，逐渐增加。改善阶段，心肺功能状况改善，提高较快，能在 2～3 周内提高到 60%～80%的最大功能水平。维持阶段，常在运动 8 个月开始，心肺功能达到参与者的满意水平，运动负荷保持不变，维持健康状态。

（3）提高心肺功能训练的康复护理要点。①有氧运动耐力训练前应进行身体检查；②运动训练前进行运动心肺功能测定；③对功能状态在 1～3 METs 的患者，在医护人员的监督下进行运动训练；④做好运动训练前的教育与宣传。

8. 易化技术

根据神经生理与神经发育的规律，应用促进或抑制方法改善脑病损者功能障碍的系列康复技术，称为易化技术，又称神经发育疗法、促进技术或促通技术。主要适用于偏瘫、脑瘫及神经精神发育迟缓者等。目前康复医疗中较常用的易化技术有：Bobath 法、Brunnstrom 法及神经肌肉本体感觉促进法等。

（1）应用易化技术原则。主要包括：基本动作的练习应按照运动发育的顺序进行，强调运用人类正常运动模式反复训练；由躯体近端向远端训练，多种感觉刺激（躯体的、语言的、听觉及视觉的）并用；以日常生活的功能性动作为主进行训练。

（2）特点。①Bobath技术。控制关键点、反射性抑制模式、促进姿势反射、感觉刺激、姿势控制和以任务为导向的运动控制训练。②Brunnstrom技术。依据脑损伤后患者运动功能恢复的各个不同阶段，利用各种运动模式诱发运动反应，再从异常运动模式中引导、分离出正常运动的成分，达到恢复患者运动功能的治疗技术。③神经肌肉本体感觉促进法。通过对本体感受器刺激，达到促进相关神经肌肉的反应，以螺旋形对角线运动模式，改善运动控制、肌力、协调和耐力，最终改善功能的治疗技术。

（3）易化技术的康复护理。护理要点：①由于感觉对运动的重要性，训练中一定要患者主动注意训练的过程，更好地体验到运动觉和视觉的反馈信息，有助于动作的完成和改进；②强调重复学习的重要性，要求患者尽可能在日常动作中反复练习；③有顺序地组合其他方法；④在动作进行过程中和完成后给予患者适当鼓励。

二、物理因子疗法及康复护理的理论基础

1. 直流电及其药物离子导入

（1）概述。利用方向不变的电流治疗疾病的方法称直流电疗法，应用直流电将药物离子导入人体内进行治疗的方法即为直流电药物离子导入法。作用原理是将所需导入的药物离子放在极性与该离子极性相同的直流电电极下，根据同性相斥的原理，使离子产生定向移动，通过汗腺、皮脂腺开口和毛囊导入体内。

（2）特点。①直流电药物离子导入除药物作用外，同时有直流电的作用，两者互相加强；②导入体内的是有治疗作用的药物成分；③药物可直接导入较表浅的病灶内，在局部表浅组织中浓度较高、作用时间长。

（3）作用。①促进局部小血管扩张和加强组织营养。②直流电可改变周围神经的兴奋性，有镇静与兴奋作用；刺激皮肤或黏膜的感觉神经末梢感受器，通过植物神经反射性地引起内脏血管的舒缩功能。③直流电阴极有促进伤口肉

芽生长、软化瘢痕、松解粘连和促进消散等作用；阳极有脱水作用，可有减少组织水肿与渗出。

（4）适应证。主要包括神经炎、神经痛、神经根炎、神经损伤、植物神经功能紊乱、头痛、偏头痛、神经衰弱、高血压病、冠状动脉供血不足、胃十二指肠溃疡、慢性胃炎等。

（5）禁忌。主要包括急性湿疹，对直流电过敏、心力衰竭、出血倾向疾病，体内有金属、装有心脏起搏器、装有电池等。

（6）直流电及其药物离子导入的康复护理。①治疗前检查仪器是否完好，电流开关输出回零位；②治疗前告知患者治疗中应有的感觉，治疗中有不适症状及时通知；③做好治疗部位的准备工作，检查局部皮肤的完整性和感觉；④治疗过程中询问患者的情况。

2. 低频电疗

（1）概述。应用频率为 1～1 000 Hz 的脉冲电流治疗疾病的方法，称为低频电疗法。包括神经肌肉电刺激疗法、经皮神经电刺激疗法等。

（2）作用。神经肌肉电刺激疗法治疗周围神经损伤、痉挛肌、废用性肌萎缩。经皮神经电刺激疗法主要作用是止痛。

（3）适应证。主要包括各种急性和慢性疼痛，周围神经损伤、痉挛肌、废用性肌萎缩等。

（4）禁忌证。主要包括严重心脏病及装有心脏起搏器、怀孕、对电过敏等。

（5）低频电疗法的康复护理。低频电疗的康复护理与直流电及其药物导入相同。

3. 中频电疗

应用频率为 1 000～100 000 Hz 的脉冲电流治疗疾病的方法，称为中频电疗法。目前临床常用的有干扰电疗法、调制中频电疗和等幅正弦中频（音频）电疗法三种。中频电疗的主要特点：①中频电流是一种正弦交流电，无正负极之分，不产生电解作用；②降低组织电阻，作用部位深；③多个刺激的连续作用才能引起一次组织兴奋；④中频电对神经肌肉刺激，有肌肉收缩阈与痛阈分离现象，即肌肉发生强烈收缩而不引起疼痛；⑤低频调制的中频电流兼有低、中频电流的特点,且由于其波形、波幅、频率、调幅度的不断变化,人体不易适应。

(1) 干扰电流疗法。干扰电流(又名交叉电流)疗法,是将两种不同频率的正弦电流,交叉地输入人体,在电力线的交叉部位形成干扰场,在深部组织产生低频调制的脉冲电流,以治疗疾病的一种方法。①治疗作用。主要包括:促进局部血液循环,可使皮肤温度上升,小动脉和毛细血管扩张,开放的毛细血管数目增多,促进局部血液和淋巴循环;镇痛作用,干扰电流的镇痛作用亦较明显,100 Hz固定差频及0~100 Hz或90~100 Hz变动频的干扰电流作用后,皮肤痛阈明显上升,有良好的止痛作用;对运动神经和骨骼肌的有刺激作用;对内脏平滑肌的作用,提高内脏平滑肌张力,促进其活动,改善内脏的血液循环,调整支配内脏的自主神经;对植物神经的调节作用。②适应证。主要包括:肩周炎、关节痛、肌痛、神经炎、缺血性肌痉挛、血栓闭塞性脉管炎、肢端发绀症、雷诺氏病、胃下垂、弛缓性便秘、废用性肌萎缩、内脏平滑肌张力不足、术后尿潴留、胃肠功能紊乱、输尿管结石等。③禁忌证。主要包括:急性化脓性炎症、出血倾向、恶性肿瘤、血栓性静脉炎、严重心脏病及装有心脏起搏器患者、怀孕等。

(2) 等幅正弦中频电疗法。常用频率为2 000 Hz的中频电流治疗疾病的方法为等幅中频电流疗法,又称音频电疗法,主要治疗疤痕。①治疗作用。主要包括:镇痛止痒作用;促进局部血液循环、消炎、消肿,音频电疗具有调节血管神经功能,改善局部皮肤微循环的作用;软化疤痕和松解粘连的作用,术后早期应用有预防疤痕增生的作用,音频电疗可使术后肠粘连、疤痕粘连、肌腱粘连等得以松解和软化。②适应证。主要包括:烧伤后,术后疤痕增生、自发性疤痕、肠粘连、术后或外伤后疤痕粘连、注射后硬结,声带小结、阴茎硬结、软组织扭伤、神经痛等。③禁忌证。主要包括:感染性疾病、肿瘤、出血性疾病、局部金属异物、严重心脏病及装有心脏起搏器、怀孕等。

(3) 调制中频电疗法。调制中频电流是一种低频调制的中频电流,其载波频率为2 000~8 000 Hz,调制频率1~150 Hz,包含连续调制波、交替调制波、间歇调制波、变频调制波四种波型。用低频电流调制的"外生"中频电流,兼有低、中频两种电疗的特点。断调波型中,加入可调的断电时间,以便治疗时让肌肉得到不同时间的休息。不同波型和频率交替出现，可以克服机体对电流的适应性。适应证与禁忌证同干扰电疗法，康复护理同直流电疗法。

4. 高频电疗

(1) 概述。频率大于 100 kHz（100 000 Hz）的交流电称为高频电流。应用高频电作用人体达到防治疾病目的的方法称高频电疗法。按目前医疗上所用的波长划分为短波、超短波、分米波、微波。

(2) 特点。①不产生电解；②作用神经肌肉时不产生兴奋作用；③高频电通过人体在组织内产生热效应和非热效应；④治疗时电极可以离开皮肤；⑤产生的热效应作用深，组织内热量均匀。

(3) 作用。①镇痛，改善神经营养和神经功能状态，使炎症组织的兴奋性降低；②改善局部组织血液循环，改善营养和代谢过程；③增强机体免疫系统功能，对炎症组织中的细菌有明显抑制作用；④消炎、消肿；⑤加速结缔组织和肉芽组织的生长和再生；⑥促进胃肠分泌、增强胃肠道吸收功能，并可解除胃肠道痉挛。

(4) 治疗剂量。治疗剂量分为 4 级：①1 级（无热量）患者无温热感，氖灯管刚启辉，光暗弱；②2 级（微热量）仅稍有微温感，氖灯管全亮，光暗淡；③3 级（温热量）有舒适温热感，氖灯管明亮；④4 级（热量）有明显热感，但能耐受，氖灯管明亮。临床上，一般急性炎症用 1 级量或 2 级量，慢性炎症用 3 级量或 4 级量。

(5) 适应证。主要包括中小剂量治疗各种亚急性和慢性炎症、肌肉痉挛和内脏平滑肌痉挛、术后血肿、关节积血、积液、神经痛、灼性神经痛、肌痛、幻肢痛、支气管哮喘等。

(6) 禁忌证。主要包括活动性肺结核、慢性血循环代偿不全ⅡA级以上、装有心脏起搏器、恶性肿瘤、体内有金属等。

(7) 高频电疗法的康复护理要点。①发热患者，体温超过 38 ℃患者，停止治疗；②注意特殊的部位。眼睛、男性生殖器、儿童骨骺部；③女性经期下腹部不宜进行治疗；④外伤 24 分钟内不宜进行治疗；⑤肢体治疗部位水肿、渗出者，治疗电极宜放置近心端或对侧肢体。

5. 超声波治疗法

(1) 概述。超声波是指频率在 2 000 Hz 以上，不能引起正常人听觉反应的机械振动波。将超声波作用于人体以达到治疗目的的方法称为超声波疗法。

(2) 超声波的物理特性。①超声波的传播必须依赖介质，在真空中则不能传播。②超声波向周围介质传播时，产生一种疏密的波形。这种连续的压缩层和稀疏层交替形成的弹性波和声源振荡的方向一致，是一种弹性纵波。③超声波在介质中传播时，强度随其传播距离而减弱，这说明超声能量被吸收。超声波的吸收与介质的密度、黏滞性、导热性及超声的频率等有关。超声在气体中被吸收最多，液体中被吸收较少，固体中被吸收最少。④声波在界面被反射的程度决定于两种介质的声阻差及入射角的角度。入射角越小，超声波能量反射越少；声阻差越大，反射程度也越大。声头与空气间反射近于 100%，所以超声波治疗时需用石蜡油等作接触剂，以减少反射。由于空气与组织间的反射使大量超声波能丧失，因此超声波不能通过肺和充气的胃肠。

(3) 超声波的生物物理学效应及其作用。①机械作用。超声波在介质内传播过程中介质质点交替压缩与伸张形成交变声压，不仅可使介质质点受到交变压力及获得巨大加速度而剧烈运动、相互摩擦，而且能使组织细胞产生容积和形态的变化，可引起较强的细胞浆运动，从而促进细胞内容物的移动，改变其中空间的相对位置，对组织内物质和微小的细胞结构产生一种"微细按摩"的作用。这种作用可增强细胞膜的通透性，加速新陈代谢，提高组织的再生能力，改善局部的血液循环，还能使坚硬的结缔组织延长、变软，重塑组织结构，用于治疗疤痕、粘连及硬皮症。②温热作用。超声波作用于机体时，通过声能作用使机体内产生热。温热作用可使局部温度升高，血液循环增强，代谢加快，促进组织修复。由于人体各组织对声能的吸收量和利用各有差异，因而产热也不同。产热以骨和结缔组织较多，脂肪与血液较少。③理化作用。基于超声波的机械作用和温热作用，可继发许多物理或化学变化，如：激活酶的活性，使组织的酸碱度发生改变，pH 向碱性方面变化，从而使症状减轻，有利于炎症的修复；增加关节内还原酶和水解酶活性，有利于关节修复。

(4) 适应证。瘢痕、注射后硬结、关节周围炎、强直性脊柱炎、神经痛、血肿机化、皮下组织粘连、关节炎等。

(5) 禁忌证。包括活动性肺结核、急性化脓性炎症、严重心脏病、恶性肿瘤、怀孕等。

(6) 超声波疗法的康复护理要点。与患者进行良好沟通，告诉患者正常的治疗感觉；治疗中利用好螯合剂，防止声头空载；患者体温在38℃以上，停止治疗；睾丸、头部慎用。

6. 光疗法

光疗法是利用日光或人工光线（红外线、紫外线、可见光线、激光）防治疾病和促进机体康复的方法。

(1) 红外线疗法。①概念。在光谱中波长 0.76～400 um 的一段称为红外线，红外线是不可见光线。所有高于绝对零度（-273 ℃）的物质都可以产生红外线。现代物理学称之为热射线。医用红外线可分为两类：近红外线与远红外线。近红外线或称短波红外线，波长 0.76～1.5 um，穿入人体组织较深，有 5～10 mm；远红外线或称长波红外线，波长 1.5～400 um，多被表层皮肤吸收，穿透组织深度小于 2 mm。②治疗作用。红外线治疗作用的基础是温热效应。在红外线照射下，组织温度升高，毛细血管扩张，血流加快，物质代谢增强，组织细胞活力及再生能力提高。红外线治疗慢性炎症时，改善血液循环，增加细胞的吞噬功能，消除肿胀，促进炎症消散；红外线可降低神经系统的兴奋性，有镇痛、解除横纹肌和平滑肌痉挛及促进神经功能恢复等作用；红外线照射还有减少烧伤创面渗出等的作用。③适应证。包括风湿性关节炎、慢性支气管炎、胸膜炎、慢性胃炎、慢性肠炎、神经根炎、神经炎、多发性末梢神经炎、痉挛性麻痹、弛缓性麻痹、周围神经外伤、软组织外伤、慢性伤口、冻伤、烧伤创面、压疮、慢性淋巴结炎、慢性静脉炎、注射后硬结、术后粘连、瘢痕挛缩、产后缺乳、乳头裂、外阴炎、慢性盆腔炎、湿疹、神经性皮炎、皮肤溃疡等。④禁忌证。包括有出血倾向、高热、活动性肺结核、重度动脉硬化、闭塞性脉管炎等。

(2) 紫外线疗法。紫外线是光谱中 180～400 nm 的一段光谱。用紫外线进行治疗称紫外线疗法。紫外线又分成长波、中波和短波三段，有杀菌、消炎、止痛、促进伤口愈合、脱敏、抗佝偻病和骨软化症、提高免疫功能、促进组织再生等作用。适应证包括急性风湿性关节炎、肌炎、类风湿性关节炎、各种神经痛、神经炎、胃肠分泌功能紊乱、哮喘性支气管炎、慢性支气管炎、玫瑰糠疹、脓疱性皮炎、白癜风等。禁忌证为心肝肾衰竭、恶性肿瘤、活动性肺结核、急性湿疹、红斑狼疮、光过敏性疾病、应用光敏药物（除外光敏治疗）。

7. 温热疗法

（1）概述：凡以各种热源为介体，将热直接传至机体达到治疗作用的方法，称为温热疗法。温热疗法，除了各种传热介体的温热作用外，某些介体尚有机械的和化学的刺激等综合因素作用，以达到治疗疾病的目的。温热疗法应用的方法有石蜡疗法、泥类疗法、地蜡疗法、砂疗、坎离砂疗法、铁砂疗法、热敷灵疗法等。

（2）治疗作用。①扩张血管、加强血液循环；②加强组织代谢；③降低感觉神经的兴奋性；④降低骨骼肌、平滑肌和纤维结缔组织的张力。

（3）适应证。扭伤、劳损、粘连、腱鞘炎、关节炎、关节强直、神经炎和神经痛、冻伤后遗症、营养性溃疡等。

（4）禁忌证。心肝肾衰竭、恶性肿瘤、活动性肺结核、甲状腺功能亢进、心脏功能不全、急性传染病、感染性皮肤病等。

（5）温热疗法康复护理要点。①治疗前检查局部有否感觉障碍，温度不宜过高，以免发生烫伤；②热空气治疗前应服适量盐开水，治疗时出汗多，多喝水；③治疗完毕沐浴后应注意保暖，以防感冒；④全身热疗时，可备冷毛巾敷于头部；⑤治疗时间不要超过20分钟。

8. 水疗法

水疗法就是利用水的温度、静压、浮力及所含成分，以各种方式作用于人体，来达到防治疾病目的的方法。这是国内外老年人常用的治疗方法。

（1）治疗作用。水疗法的基本作用有温度刺激作用、化学刺激作用、机械刺激作用。各种水疗法作用的不同与三种因素所占比重有关。如一般淡水浴治疗作用主要为温度刺激；而药水浴则以化学刺激为主，温度其次；淋浴则主要为机械性刺激，温度刺激为次。水疗法根据所采用的温度、水中所含物质成分及治疗方式不同，可产生镇静、催眠、兴奋、发汗、退热、利尿、抗炎、止痛、促进吸收、促进新陈代谢、锻炼机体等作用。

（2）适应证。多用于运动系统疾患，如慢性风湿疾病、扭挫伤、早期关节功能障碍、疤痕、粘连性神经炎、腱鞘炎、废用性肌萎缩、癔症性瘫痪等。

（3）禁忌证。过高或过低温度时，浸浴疗法的禁忌证有动脉硬化（特别是脑血管硬化）、心力衰竭、高血压等。

（4）康复护理要点。①治疗中应随时观察患者的反应，如出现头晕、心悸、面色苍白、呼吸困难等应立即停止治疗，护理患者出浴，并进行必要的处理；②进行全身浸浴或水下运动时，防止溺水；③水浴温度低于30 ℃时，治疗时进行摩擦或轻微运动，防止着凉，注意观察皮肤反应，出现发抖、口唇发绀时，应停止治疗或调节水温；④患者如有发热、全身不适或正处月经期等应暂停治疗；⑤如有膀胱、直肠功能紊乱者应排空大小便再入浴。

9. 磁疗

利用磁场作用于人体，以达到治疗目的的方法称为磁疗。磁疗主要有镇痛、消炎、消肿及降压、降脂等作用。

（1）治疗方法。常用的磁疗方法主要有静磁场法、动磁场法和磁化水疗法三种。静磁场法是指治疗时磁场的方向和强度恒定不变，可用直接敷贴和间接敷帖等形式；而动磁场法主要通过器械产生的交变磁场来进行治疗，常用的器械有旋转磁疗机、磁电动按摩机、电磁疗机等；磁化水疗法是大量饮用经磁水器处理过的水进行治疗的方法，一般多在晨间空腹时饮用，每日2 000～3 000 ml。

（2）适应证。炎症、神经痛、瘢痕、泌尿系统结石等。

（3）禁忌证。高热、出血倾向、心力衰竭、极度虚弱、皮肤溃疡等。

（4）康复护理要点。①眼部磁疗时，应采用小剂量，时间不宜过长；②密切观察磁疗不良反应的出现，常见不良反应有头晕、恶心、失眠、心慌等。发生不良反应后，只要停止治疗，症状即可消失；③对老年、体弱、小儿、急性病、头部病变者一般均从小剂量开始，逐渐加大剂量。

第三节　作业疗法及康复护理探析

一、作业疗法分类的理论基础

作业疗法（occupational therapy，OT）是协助功能障碍的患者选择、参与、应用有目的和有意义的作业活动或工艺过程的一种康复治疗方法，目的是使患者最大限度地恢复躯体、心理和社会方面的功能，增进健康，预防能力的丧失及残疾的发生，提高患者生活自理能力，最终重返社会。作业疗法是在运动治疗训练的基础上，强调恢复上肢的精细协调动作，以适应日常生活活动及工作、职业的需求，从而获得新的日常生活活动能力及职业能力的过程。

1. 分类

作业疗法主要是根据个体的不同，选择对其躯体、心理和社会功能起到一定帮助的适合患者个人的作业活动，并要求符合患者的兴趣，让患者自觉参加，同时为患者提供必要的帮助和指导。

（1）按作业名称分类。有木工作业、文书类作业、黏土作业、手工艺作业、皮工作业、治疗性作业、编织作业、日常生活活动、金工作业、书法绘画园艺、制陶作业、电气装配与维修、认知作业、计算机操作等。

（2）按治疗目的和作用分类。有用于减轻疼痛的作业、用于增强肌力的作业、用于增强耐力的作业、用于增强协调能力的作业、用于改善关节活动范围的作业、用于调节精神和转移注意力的作业、用于改善整体功能的作业等。

（3）按治疗内容进行分类。有治疗性功能训练、日常生活活动能力训练、心理性作业活动训练、各种辅助器具及其使用训练、职业前技能训练等。

2. 介绍临床常用的几种作业疗法

（1）治疗性功能训练。主要用于治疗肢体功能障碍或残疾，改善肢体活动能力，尤其是上肢的活动能力。根据功能障碍的范围、程度以及性质等，有针对性地采用合适的作业疗法，以利于加大关节活动范围，增强肌力，改善运动的协调性和精细活动能力，提高肌肉运动的耐久力。

（2）个人日常生活活动训练。个人卫生（洗脸、刷牙、梳头、洗澡和如厕），进食（使用进餐用具、拿取食物和水、把食物送进口中这一组动作）；床上活动（体位的保持、翻身、脱衣、裤、袜、鞋、帽等扣带的松解与系结）；转移训练（身体的移动、辅具的使用），站立、室内行走、室外行走等。让患者通过训练获得独立完成日常活动的能力，或者大部分独立完成的能力。

（3）家务活动训练。具体的方法有烹调备餐、居室清洁卫生、家用电器使用、幼儿抚育、购物、管理家庭经济以及必要的家庭社交活动。

(4) 教育性活动训练。教育性活动是作业疗法中的一项重要的内容，主要用于儿童或感觉残疾者。实现教育康复的方法主要包括：以语言为主进行的教育方法，向患者传授知识；以直观为主的教育方法，结合形象进行教育，包括参观、访问、调查、演示等；以实际训练为主的教育，包括讲授、实验、练习及操作；以信息为主的教育，包括奖励、惩罚、评比等。

(5) 心理性作业活动训练。这是通过作业活动改善患者心理状态的一种疗法。通过作业活动给患者以精神上的支持，减轻患者的不安与烦恼，或给患者提供一个发泄不满情绪的条件，主要包括文体活动、园艺活动和手工工艺活动，常以集体的形式进行训练。文体活动包括舞蹈、旅行、唱歌、演出或欣赏演出、划船、钓鱼、下棋、音乐欣赏、演奏乐器、力所能及的球类活动等；手工工艺活动包括泥塑、陶器、藤器、竹器、绳器等手工艺编织等。活动的设计要充分调动患者的积极性，转移其注意力，增强其自信心，让患者主动参与社会活动，增加与他人之间的交流，使患者的心理状态在活动中得以改善。

(6) 辅助器具配制和使用活动训练。①日常辅助器具配制和使用活动训练。日常辅助器具是患者在进食、着装、如厕、写字、打电话等日常生活、娱乐和工作中为了充分地利用残存功能，弥补丧失的能力而研制的简单实用、帮助障碍者使之自理的器具。辅助器具大部分是治疗师根据患者存在的问题予以设计并制作的简单器具，如防止菜、饭撒落的盘档，改造的碗、筷，协助固定餐具的防滑垫，加粗改型的勺、叉，帮助手完成抓握动作的万能袖袋等。②假肢使用活动训练。假肢是为补偿、矫正或增强患者已缺失的、畸形的或功能减弱的身体部分或器官，使患者最大限度地恢复功能和独立生活的能力。在安装假肢前后都要进行功能训练，如上肢肌力的训练、关节活动范围的训练；下肢的站立、行走、平衡能力的训练及其穿戴后的使用训练。患者通过反复训练，达到熟练使用假肢的目的。

(7) 职业前活动训练。职业前训练活动包括职业前评价和职业前训练两部分。在患者可以回归社会、重返工作岗位之前，必须对身体、精神和职业方面现有的能力进行测定和评价，根据个人的爱好与职业技能要求选择相应的作业技能训练。

二、作业疗法对老年人的意义

1. 增加躯体感觉和运动能力

通过功能性训练,最大限度改善躯体的感觉和运动功能,如增加关节活动范围、肌力、耐力、平衡能力,改善身体协调性及其手指的精细能力等。

2. 改善认知和感知能力

提高大脑的高级功能,如定向力、注意力、记忆力、认知力、理解力、安全意识等。

3. 提高患者日常生活活动的自理能力

通过日常生活活动的训练、辅助器具的使用,提高患者的自行活动能力、自我照料能力、环境适应能力、工具使用能力等。

4. 改善参与社会活动能力及心理能力

改善患者参与社会活动与处理情感的能力,帮助患者克服自卑、孤独、无助等心理,并调动患者的积极性,使患者主动参与社会活动。

5. 实现职业康复

通过职业前的技能训练,使患者平等参与社会职业活动,奉献社会。

三、作业疗法及康复护理现状分析

1. 准备阶段

进行作业治疗前要对患者进行全面评估,结合患者的兴趣爱好,因地制宜、因人而异地选择作业治疗种类和强度,以达到预期治疗目的。同时,作业治疗是从临床康复治疗向职业劳动过渡,因此所选择的各种作业活动应具有现实性,符合我国国情和社会背景,适应患者的文化教育背景和就业需求。

2. 治疗形式

尽量采用集体活动治疗的形式,发挥集体治疗优势,培养患者参与社会和重返社会的意识,加强患者的社会参与和交往能力。

3. 调动积极性

充分调动患者积极性和主动参与意识,并使家属积极配合。应选择患者喜欢的作业活动，避免其厌烦的活动。在不违背活动目的的前提下，允许患者自己挑选活动项目，在达到目的的同时，又使患者获得精神上的享受，容易发挥患者的创造性和发展患者的兴趣爱好。

4. 治疗原则

作业治疗应遵守循序渐进的原则，根据患者个体情况，对时间、强度、间歇次数等进行适当调整。通常情况下，强度从小到大，内容由少到多，项目由易到难，治疗时间逐渐延长，间歇次数逐渐减少，循序渐进，以不致疲劳为宜。

5. 记录

详细记录作业治疗的医嘱、处方、进度、反应、患者完成能力和阶段性的评估及治疗方案，定期评价功能恢复状况。

6. 安全

保证安全，防止发生意外。尤其对共济失调、感觉缺失、空间定位觉缺失等患者，在处理灼热或锐利物体时更应注意，防止发生危险。对于患有心脏、呼吸系统疾病的患者，选择作业治疗时应充分考虑患者的能量消耗以防意外。

第四节　心理康复护理探析

一、老年病、伤、残者的心理特点

为了使伤病残者尽快适应自身躯体健康状态的改变，康复护理人员在日常护理活动中，除了规范执行护理操作、做好患者的躯体症状护理外，还要通过良好的人际沟通与交流，向伤病残者传播心理健康知识，帮助其逐渐适应和面对各种困难，理智看待自己的伤残，学会处理各种社会心理问题，保持心理健康，改善功能，提高生存质量，平等参与社会活动，实现自身的价值。因此在对老年人进行康复护理全部过程中需要了解老年人的心理特点。

1. 影响患者心理的因素

（1）个人因素。①认知的影响。固执：患者常有敏感、多疑的特点，一旦违反其意愿就好发脾气，采取不合作态度，或者坚持己见，百般挑剔，以致不配合康复治疗与护理。依赖：由于老年患者过分强调自己的患者角色，对医师、护士和家属过分依赖，阻碍了患者自身主观能动性的发挥，在治疗和康复过程中，被动、不重视自我调节和自我训练。偏见与偏信：主要见于文化水平较低、缺乏卫生科学知识的患者，他们对卫生、保健和康复的理解和态度，受到传统观念和某些错误理论的影响，以致做出愚昧的、不利于康复的行为或延误康复治疗时机。宿命观：在不幸面前，这些老年患者往往有自怜、自责或罪孽感，误认为生病是命中注定，没有求治和康复的信心与要求。②情绪的影响。由于对自我形象不满意而产生自卑、羞愧和孤独，不愿参加社交活动，自我封闭，继而产生空虚感、孤独感、焦虑、抑郁，甚至悲观绝望、自暴自弃，对康复失去信心。③行为的影响。病伤残者由于身体或心理原因而出现人格、行为的变化，这种变化可能会伴随其后的人生历程，并有可能导致生活危机或其他精神危机，需要积极的心理干预才能使患者能够面对现实和未来发展。

(2) 社会因素。①社会对残疾者的态度。同情和爱护会给残疾人以温暖、支持和康复的信心；过度的怜悯虽无恶意，但会伤害残疾人的自尊心；嘲弄、侮辱是不道德的行为，会使残疾者感到屈辱、愤怒或自怜，易导致消极情绪。②家庭态度。残疾者的父母、配偶、子女对他们的态度有一个演变过程。不同阶段有不同态度，如为了弥补良心的谴责，残疾者的家庭会伴有一种内疚感，开始时对残疾患者百般照顾，四处求医，造成患者的依赖思想；如医治无效，家人开始绝望、灰心丧气，甚至出现无可奈何的沮丧感，一旦对康复失去信心，常采取放弃态度，影响患者心理康复。③社会支持系统。社会保险、福利和康复医疗机构为残疾者提供支援，以及训练有素的康复医护人员、社会工作者、为残疾者服务的志愿人员，都会影响康复者的保障感和安全感。

2. 心理特点

(1) 有较强的自我意识。自我意识是主体对自身身心状况的体验、认知和控制。残疾者较强的自我意识表现为：明显地感受到自身与正常人的差异，常感到自己低人一等；有不同程度的自卑感、孤独感、焦虑和抑郁，甚至产生自杀倾向。一般焦虑水平较高，并有较强的心理防御表现。在情感上他们比健全人更加需要获得支持和帮助。

(2) 有较强的心理补偿能力。一般残疾者因自身某些方面生理上的缺陷，会通过其他方式进行功能上的补偿。残疾者的这种心理补偿能力表现为：①生理功能的互补。通过生理功能互补，可以完成类似的感知、运动等心理效果。他们往往会调动自身其他生理器官或通过别的人为方式对自身生理缺陷进行功能上的补偿，而这种功能互补效应，可使残疾者某些器官发生质的变化，甚至发挥出超常的功能。②心理潜能的发挥。残疾者生理功能的障碍可以成为他们心理潜能发挥的一种驱动力。残疾者由于生理缺陷而普遍比正常人更具有一种自我补偿心理，为他们心理潜能的发挥提供了动力。残疾者通过发掘自身潜能，克服生活中正常人难以想象的困难，在某些方面突出表现自我，对社会有所贡献，以补偿自己生理功能上的不足。

二、老年病、伤、残者的心理适应过程研究

当一个健康的社会人突然变成一个活动受限，甚至生活不能自理、需他人照顾的病伤残者时，在身心痛苦的折磨下，他们的自尊心与自信心受挫、失败感和内疚增加，易产生自卑、孤独、焦虑和抑郁，甚至产生自杀心理。我国理论上认可的残疾后的心理变化一般会经历五个阶段：震惊期、否认期、抑郁期、对抗独立期和适应期。

（1）震惊期。对残疾尚无心理准备，表现为情感上的麻木或震惊，一般经历数小时或数天。

（2）否定期。否认自己的残疾，以避免心理上的痛苦，一厢情愿曲解病情，不愿了解病情的预后。

（3）抑郁期。表现为心情压抑，产生无用感、无助感，对所有的人或事物都失去兴趣，悲观绝望，不愿与他人主动接触。

（4）对抗独立期。表现为日常生活中能够自己做的事不自己去做，偏要依赖他人；对康复训练持不积极态度。

（5）适应期。承认自己终身残疾的事实，并积极采取措施去适应残疾，寻找方法减轻痛苦以适应残疾的生活。

三、老年心理康复护理的方法研究

通过文献梳理，发现在康复治疗及护理过程中，护理人员应注意与患者及

其家属间保持良好沟通，及时了解康复对象的心理感受，理解和同情患者，通过解释、教育、暗示、指导等途径或方法，帮助患者解决被困扰的问题，以达到遵医行为和自我改变的目的。建议从以下方面进行关注：

1. 心理康复护理的环境要求

(1) 建立良好的护患关系。融洽的护患关系是有效沟通的基础。建立和谐的护患关系，首先应取得患者的信任，缩短医患间的心理距离。护理人员要主动亲近患者，细心地观察，真诚而富有耐心地倾听。通过观察分析、评估患者真实的想法和心理状态，从他们的角度准确了解并承认他们此刻的内心感受，把握好时机，引领患者度过残障心理调适期，尽快融入社会和家庭生活。

(2) 健康行为的正性强化。心情沮丧、焦虑不利于疾病康复。因此，对康复中患者的任何一点努力和技能进步都要予以肯定和支持，帮助患者认识自身的各种潜能和需要，帮助他们冷静处置所遇到的问题，认识自己尚存的功能、能力和内在价值，找到自己努力的方向，积极主动参与到康复训练中去。

(3) 家庭支持的积极引导。伤病残者会自然感受到自己给家庭和社会带来了负担而表现出自责和愧疚。此时护理人员应主动与其家属沟通，说明患者心理反应特点及表现，使家属能理解患者表现出的一些过激反应，安慰并疏导患者。家庭成员的积极参与和鼓励，不仅能帮助患者度过心理适应期，而且能积极完善及创造家庭化康复环境，促进患者身心康复。

(4) 社会资源的充分利用。在心理康复中，集体治疗比个别心理治疗效果更佳。护理人员应积极构建患者之间的交流平台，可通过召集具有类似问题的残疾者聚集在一起以组织集体训练或小组活动等方式，引导他们相互交流康复心得。这不仅可帮助患者获得较好的疗效，更重要的是可以与其他成员产生共感，心理上得到相互间的支持和鼓励，有利于患者保持情绪稳定以及了解自我和自尊。

2. 常用的心理疗法

(1) 放松疗法。通过一定的肌肉松弛训练程序，有意识地控制自身的生理和心理活动，降低唤醒水平，改善躯体及心理功能紊乱状态，达到治疗疾病的目的。①渐进性放松法。是指患者依靠自我暗示来有意识地反复练习肌肉的紧张和放松，使全身逐渐进入放松状态。具体操作方法：让患者靠在舒服的椅子上，回想最令他愉快和松弛的情景，双臂放于椅子扶手上，处于舒适随意的状态。首先让患者握紧拳头，然后松开，咬紧牙关，然后松开，反复做几次，在患者领悟了紧张与放松的主观感觉之后，才宜进行放松训练。放松训练从前臂开始，然后依次练习放松面部、颈部、肩部、背部、胸部、腹部、下肢。借助生物反馈技术，可加快放松进程。②深呼吸放松训练。采用稳定、缓慢的深吸气和深呼气方法，达到松弛目的。具体的做法：采用坐位或卧位，吸气时双手慢慢握拳，微屈手腕，最大吸气后稍屏息一段时间，再缓慢呼气，两手放松，处于全身肌肉松弛状态。③肌肉放松体操。用于肌张力严重增高无法放松的患者。主要用于颈部、肩部、胸部、背部肌肉的放松训练。做肌肉放松操前在相应的部位进行热敷和按摩。可在仰卧位、坐位、站立位、步行等各种姿势下进行。多数配合呼吸运动，让患者吸气时收缩、呼气时放松。④自我暗示放松训练。利用指导性短语，自我暗示、自我命令，消除紧张恐惧心理，增强意志力量，保持镇定平衡的心理状态。指导性短语由患者自行设计制定，要求短小精悍，流畅顺口，达到自我命令、自我镇静的作用。

（2）心理支持疗法技巧。①倾听。倾听是获取信息和心理支持的基本手段，积极关注的倾听能使康复护理对象在放松状态下尽情宣泄，释放出消极情绪和内心真实体验。倾听中应注意做到：真诚地和患者面对面坐着交谈或坐在患者床旁，耐心聆听患者叙述。当患者表现出绝望、消极情绪时，不要轻易打断其表述或加以评判，可轻握其手或辅以点头等反应，使患者感受到护理人员的真诚和专注。全神贯注地倾听时，大部分时间里与被访者保持目光接触，认真地听取康复对象的述说，并适当地辅以点头、微笑等反应，以使其感觉到真诚、关注和被尊重。持非评判性态度倾听中不随意加入自己的主观看法，力求全面、客观地获取信息。②观察。认真观察康复对象述说时的非言语信息如面部表情、目光、语音、语调、音量、动作等，以便了解患者情绪、准确判断其心理感受。在日常护理工作中，应留意患者的非语言表现，及时与主管康复治疗师、家属联系，共同关注患者，引导其说出自己真实的心理感受，给予患者同情和帮助。③沉默。当唤起康复对象悲伤往事时，护理人员可保持适时的沉默，以使对方感到对他的理解和尊重；当护士或患者提出新的康复诊疗措施或要求时，适当的沉默可以给护患双方留出思考的时间；当患者情绪反应较激烈时，沉默同样可以为其提供情感支持。此外，患者在交流中突显沉默，一般是对谈话内容的思考或不认可，护理人员应敏锐地觉察，并适当保持沉默等待其反应，以传达自己对患者的真诚和关注。④解释。有时患者和家属的焦虑是与医护人员对他们所担心的疾病自然过程和诊断未予详细地询问和解释有关。因此，应主动询问患者及家属的疑虑，并给予耐心细致解释。针对性的疏导可以帮助患者及时调整心态，积极参与康复治疗和功能锻炼，增强患者重新回归社会扮演其适当角色的信心。但解释时须注意：紧扣主题，不能脱离求询问题夸夸其谈，否则会影响康复对象对护士的信任。因人因时而异，解释应与康复对象的理解力、接受力和心理状态相适应，使其容易理解、接受。有一定限度，在一次沟通中，不宜使用过多的解释，以2～3次为宜，因为过多解释会使康复对象难以接受。⑤指导。针对康复对象的问题直截了当地提出该做什么、说什么或如何做，目的是促使康复对象态度、行为等的改变。指导时应注意：激发康复对象行为改变的动机，要使康复对象充分认识改变对其自身、家庭等的意义。明确具体步骤和方法，对怎样做和如何做的具体方法和步骤要详细说明，必要时给予示范，便于理解和执行，并辅以一定的解释，说明做的理由和作用，以提高其行动的主动性和积极性。避免以命令的方式，应尊重康复对象，尽量说服，并给一定时间让其思考。⑥回应。护理人员对康复对象的言行做出反应，常用的回应方式有：认可，表明赞同或接受，常用点头或语气词表示；复述，重复康复对象讲述的部分或全部内容；微调，调整康复对象的话题，将偏离目的的谈话引回到主题上来；鼓励，给予其倾诉的信心，在康复训练中提高生活自理能力，在成功的体验中恢复自信。⑦暗示。是指运用含蓄的方法，引导或启示康复对象，使其改变错误的认知和行为，以求得问题的解决。暗示可分为言语性暗示和非言语性暗示。言语性暗示：包括直接言语暗示和间接言语暗示。前者通过比较简单的、隐蔽的言语传递信息，使康复对象心领神会；后者通过与求询问题无直接关系的借鉴性或比喻性言语来传递信息，使康复对象领会并联系到自己身上。非言语性暗示：护理人员通过目光、面部表情、身体姿势、声音特征、空间距离等，使康复对象获得心理支持。非语言性暗示不仅能传递情感信息，还可起着加强言语表达的作用。因此，护理人员应注重自己的非语言性表达，向康复对象显示自己是值得信赖和尊重的对象。

第五节 老年言语障碍的康复护理探析

一、理论基础

言语障碍是指组成言语的听、说、读、写四个主要方面的功能单环节受损或两个以上环节共同受损。通过各种手段对有言语障碍的患者进行针对性治疗，称为言语治疗，又称为言语训练或言语再学习。言语治疗的目的是改善患者的言语功能，提高交流能力；手段是言语训练，或借助于交流替代设备如交流板、交流手册、手势语等，最大限度地恢复患者听、说、读、写能力。

1. 言语障碍的治疗原则

（1）早开始，抓住时机。言语训练开始得越早，康复的效果越好。言语训练前应做言语评估，患者应意识清楚，病情稳定，能够耐受集中训练30分钟左右。一般在发病后3～6个月为治疗康复的最佳时间，但发病2～3年的患者经过训练也会有不同程度的改善。

（2）及时评估。治疗前进行全面的言语功能评估，了解言语障碍的类型、表现及程度，制定针对性的治疗方案；治疗过程中要定期评估，了解治疗效果，或根据评估结果调整治疗方案。

（3）循序渐进。在制定治疗方案时注意难易适度，应该遵循循序渐进的原则，先易后难，由浅入深，由少到多，使患者建立主动参与的信心和决心。每天将标准放在患者刚好感到困难但通过思考和努力是可以完成的水平上。标准太低失去治疗意义，太高则影响患者的信心及学习的积极性。如果听、说、读、写功能均有障碍，治疗应该从听理解能力开始，治疗重点放在口语的训练上。

（4）形式多样。要坚持多样形式的训练，提高患者对训练的兴趣。根据患者实际情况采用实物教学、形象教学、多媒体教学等途径，具体可以采用讲故事、说绕口令、提问、抢答、联句等方式。

（5）患者主动参与。让患者主动参与，治疗内容和时间的安排要适当，避免内容过多以致患者出现疲劳和错误。治疗师和患者之间、患者和家属之间的双向交流是治疗的重要内容。

（6）及时反馈。根据患者对治疗的反应，及时给予反馈，坚定患者信心，强化正确反应，纠正错误反应。

（7）语言环境适当。为激发患者言语交流的欲望和积极性，要注意设置适当的言语环境，采用集体治疗、个别治疗或家庭治疗。

2. 治疗形式

（1）"一对一"的训练。即个别治疗，由一名治疗师对一名患者，进行有针对性的言语治疗。内容包括语音训练、用语练习、发音器官锻炼等。

（2）自主训练。患者经过一对一训练后，治疗者可将部分需要反复练习的内容让患者进行自主训练。

（3）小组训练。即集体训练，通常将病情基本相同的患者编成小组，由治疗师、康复护士带领，开展多项活动。

（4）家庭训练。将评估及制定的治疗计划介绍和示范给家属，并通过观摩、阅读指导手册等方法教会家属训练技术，再逐步过渡到家庭训练。

二、老年失语症的康复护理分析

失语症是指由于神经中枢病损导致抽象信号思维障碍，而丧失口语、文字的表达能力和领悟能力的临床综合征。失语症的治疗，以提高患者的言语理解或表达能力为主要目的，即提高听理解能力、阅读理解力、言语表达力、言语书写和手势表达力。对于失语症的治疗，主要是帮助患者重新学习运动模式，刺激的方式为视觉与听觉同时进行，让患者一方面听治疗师说话，一方面看治疗师的说话口形，随后让患者跟着复述。老年人随着机体功能的衰弱、思维以及语言表达能力下降，其失语症的治疗相比较一般人来说，难度更大。

1. 治疗方法

（1）发音器官的训练。发音器官的肌肉运动控制训练包括呼吸运动训练、颊部运动训练、舌的运动训练、唇的运动训练、脖的运动训练等。发音练习，原则是先元音后辅音，先张口音后唇音，先单音节后多音节，最后过渡到单词和句子的训练。如：张嘴发"a"音，噘嘴发"u"音，收唇发"i"音。在以上训练的基础上，让患者尽量长时间地保持这些动作的姿势，先做无声的构音运动，再轻声地引出靶音。

(2) 听理解训练。词语听觉辨认：把5~10张图片放在桌面上，由治疗师随意说出一个单词的名称，要求患者从摆放的图片中指出相应的图片。执行命令：让患者执行治疗者发出的指令，如"张开嘴巴"；回答是非问题，如"一个星期有七天，对吗"。

(3) 口语表达训练。单词练习从最简单的数字、诗词、歌曲开始让患者自动地、机械地从嘴里发出。自发口语的练习：让患者用口语说明图画；看情景画，鼓励患者自由叙述；叙述某日某人身边的事物。从研究者的经验来看，治疗师念单词的同时出示字画卡片，让患者跟着复述。慢慢地，将上述单词卡换成句子、短文卡进行训练。同时需要实用化的练习，以生活用品进行提问，口头回答训练。如呈现一张画有书包的图片，治疗师问："这是一件衣……"患者回答："衣服。"这些都需要根据老年人具体情况循序渐进地进行训练。

(4) 阅读理解训练。采用单词、句子、图画匹配的方式，让患者阅读单词、句子并找出相对应的图画。常用的方法有词图匹配或图词匹配。具体的方法是：摆出5~10张图片，把图名词卡交给患者，让患者进行1/5或1/10的匹配选择，这是词与图的匹配；图词匹配的操作与之相反。轻症者可令其自己读句子或短文并从数个供选答案中选出正确答案。如让患者选出有背书包的学生的卡片，或让患者回答"田里收割稻子的是工人、在工厂开机器的是农民，对吗"等。

(5) 书写训练。目的是使患者逐渐将语义与书写的词联系起来，达到有意义的书写和自发书写水平。方法包括：单词的听写，句子、短文听写，看图片写单词、短句、短文，记日记、写信。

总结起来，不同类型的失语症和不同病情程度的训练内容见表4-1。

表4-1 不同的语言模式和不同障碍程度的训练课题

语言模式	程度	训练课题
听理解	重度	单词与画、文字匹配，是或非反应
	中度	听短文做是或非反应，正误判断，口头命令
	轻度	在中度基础上，文章更长，内容更复杂（新闻理解）

续表

语言模式	程度	训练课题
读解	重度	画和文字的配合（日常物品、简单动作）
	中度	情境画、动作与句子、文章配合，简单的书写命令
	轻度	执行命令，读短文问答问题，长篇的书写命令的执行，读长篇文章后提问
说话	重度	复述（单音节、单词、系列语、问候语），称呼（日常常用语、动词、唤语、读单音节词）
	中度	复述（短文），读音，称呼，动作描述（动词的表现，情景画、漫画说明）
	轻度	事物的描述，日常生活话题的交谈
书写	重度	书写姓名，听写（日常物品单词）
	中度	听写（单词到短文），书写说明
	轻度	听写（长文章）、描述性日记
其他		计算、写字、绘画、写信、查字典、写作

2. 实用交流促进法

由 Davis 和 Wilcox 创立的交流促进法（PACE）是目前国际上公认有效的训练实用交流能力的方法之一。它是语言治疗方法的一大进步，其目的是利用接近实用交流的对话结构和信息，在治疗人员和患者之间双向交互传递，使患者尽量调动自己的残存能力，以获得实用的交流技能。此法适用于各种类型及程度的语言障碍者，尤其是重度失语症者。

具体方法：将一叠图片正面向下叠置于桌上，治疗师与患者交替摸取，但不让对方看见图片的内容，然后运用各种表达方式（如呼名、迂回语、手势语、指物、绘画等）将信息传递给对方，接收者通过重复确认、猜测、反复质问等方式进行适当反馈，治疗人员可根据患者的能力提供适当的示范。

3. 非言语交流方式的利用

非言语交流除了具有传递消息外，对失语症患者来说也是一种重要的交流方式，特别是对那些经过系统的言语训练而疗效甚微的严重失语症患者更为必要。非言语交流方式的训练包括：做手势语，包括手、头及四肢的动作；画图；用交流板或文流手册交流；做电脑交流装置交流。

4. 护理

（1）合理制定计划，循序渐进，持之以恒。从简单动作开始，使患者可以从中获得成功感，激励其坚持训练。每日的训练时间应根据患者的具体情况而定。最初的训练时间应限制在 30 分钟以内，以后可逐渐增加训练时间和次数，训练要坚持数月或更久。

（2）加强观察。训练时要密切观察患者的行为变化，及时调整时间和变换训练项目。动态观察患者失语的类型、程度。根据不同对象的不同阶段进行针对性训练。

（3）避免疲劳。一旦有疲劳迹象应及时调整时间和变换训练项目或缩短训练。

（4）尊重理解患者。理解患者的意图，判断患者的要求，尊重患者，尽量给予满足。给患者足够的时间去思考和回答提出的问题，交谈用语应通俗易懂，以平等的态度真诚地对待患者。

三、老年构音障碍的康复护理分析

1. 治疗方法

（1）松弛训练。通过放松训练，缓解肢体的肌紧张以进一步使咽喉肌群放松。松弛疗法的目的是降低言语肌的紧张性，按顺序依次作如下训练：下肢放松训练，趾屈伸，膝屈伸；先远端，再近端。胸、腹、背部放松训练，腹式深呼吸。手与上肢放松训练，双臂前伸直举至肩水平，手握拳。肩颈头部放松训练，耸肩，颈前屈后伸，抬额，皱眉，头部左右旋转，下颌前、后、左、右运动。每个动作保持 3 秒，然后放松，重复 10 次左右。

（2）发音训练。待患者发音器官运动功能基本恢复后，可以开始进行发音训练。包括发音启动训练、持续发音训练、音量控制训练、音高控制训练和鼻音控制训练。要先元音后辅音、先张口音后唇音、先单音节后多音节，最后过渡到单词和句的训练。

（3）发音器官训练。①舌运动包括伸舌、缩舌、卷舌及舌在口腔内做各方向的运动。②唇运动包括双唇闭合、撅起、吹口哨，鼓腮，口角后拉，双唇闭合后用气流冲开,可借助压舌板练习。③腭运动,练习张口、闭合,用力叹气,反复发短"a"音。④交替运动,主要是唇舌的运动,是早期发音训练的主要部分。开始时不发音,只做发音动作,以后再练习发音。

(4) 语音训练。练习发"b"音。发音时照镜子,以便纠正自己的发音动作。双唇紧闭,鼓腮,使口腔内气体压力升高,在发音的同时突然让气体从双唇间爆破而出。朗读出"b"音组成的绕口令。

(5) 语言节奏训练。语言的节奏是音色、音量、音高、音长四个要素构成的,其中任何一个要素在一定时间内有规律地交替出现就可形成节奏。重音与节奏训练,呼吸控制,诗歌朗读,利用生物反馈技术。语调训练,练习不同的语句使用不同的语调。

2. 非言语交流方法的训练

目前国内常用且简单易行的有图画板、词板、句子板等。图画板画有多幅日常生活活动的画面,对于文化水平较低和失去阅读能力的患者会有所帮助;词板和句子板上有常用词和句子,有些句子板还可以在适当的位置上留有空间,由患者书写一些信息,词板、句子板适用于有一定文化水平和运动能力的患者。

3. 护理

(1) 心理护理。因患者有不同程度的言语功能丧失,所以较敏感,要耐心琢磨患者表达的意思,不可不耐烦或取笑患者,应做好心理护理,对患者的小进步及时给予表扬,帮助患者树立康复的信心。

(2) 科学训练。训练过程中注意不使患者过度疲劳,以免影响继续训练的积极性。康复护理人员要利用接触患者的一切机会给予同治疗师相同的指令,坚持每日练习,但应循序渐进、有计划地进行。

第六节　中医疗法及康复护理探析

一、推拿疗法及康复护理的理论与实践

运用中医推拿手法在患者体表的特定部位或穴位上进行操作,通过手法本

身的作用和经络系统的调节作用来对疾病进行治疗的方法称为推拿疗法。

1. 基本作用

（1）改善血液与淋巴循环。推拿可使局部毛细血管扩张，加速淋巴液与静脉血流的回流，从而加速了组织水肿及病变产物的吸收，促进肿胀减轻或消除。

（2）调节机体功能。推拿的各种手法及强度对神经系统起着不同的作用。如用拇指以中等强度推揉两侧背部的脾俞穴、青俞穴，大多引起胃的运动增强，而推揉足三里穴，则出现胃运动抑制现象。

（3）整骨、复位。推拿可改善组织结构间的相互关系，可整复脱位的关节，理正滑脱的肌腱，还纳突出的椎间盘等。如桡骨小头半脱位、骶髂关节半脱位等可用推拿手法使其复位。

（4）修复创伤组织、松解粘连与挛缩。创伤后期推拿可促进坏死组织的吸收和细胞的有序排列，使创伤部位的成纤维细胞和破纤维细胞增多，细胞的吞噬作用活跃，使创伤组织较快修复。而对术后或伤后的疤痕、皮肤粘连可起松解、软化作用，增大关节活动范围。

（5）改善皮肤营养、防止压疮。推拿能促进汗腺、皮脂腺分泌，皮肤血管扩张，营养改善，使皮肤富有光泽、弹性，从而增强皮肤保护作用。

（6）改善肌肉功能状态。推拿可改善肌肉的血液供应及营养，增强韧带弹性，提高肌肉的工作能力和耐力，消除肌肉疲劳。如对疲劳的肌肉经过5分钟的按摩后，工作效率较原来提高3~7倍。按摩可使肌肉松弛、消除肌肉疲劳，也能防止肌肉萎缩。

（7）增强体质及抗病能力。推拿可引起血液成分和代谢的变化，提高肌体免疫能力。

2. 推拿疗法的适应证和禁忌证

（1）适应证。本疗法临床应用广泛，适用于失眠，卒中后遗症，周围神经麻痹，口眼歪斜，各种慢性脊椎关节疾病，腱鞘炎，头痛，胸肋痛，脘腹胀满，食积，便秘，风湿痹痛，肌肉劳损和颈、肩、腰背、臀及四肢关节扭挫伤等。另外，推拿还可应用于消除疲劳、减轻肥胖程度、治疗更年期综合征、皮肤美容等方面。

（2）禁忌证。撞伤、刀伤等开放性软组织损伤；由结核菌、化脓菌引起的骨结核、化脓性骨髓炎；肺结核；血友病、血小板减少症等有严重出血倾向者；妊娠妇女的腹部、腰骶部疼痛；饥饿、过度疲劳等。

3. 常用手法

常用的推拿手法有按、摩、推、拿、揉、捏、颤、叩击八种手法。

（1）按法。用指、掌、肘按压治疗部位的方法称按法。分为指按法、掌按法和肘按法。按时要用力均匀，由轻到重，再由重到轻。可持续性用力按压，也可一松一紧，间断性用力按压，还可与揉法配合运用。本手法具有祛寒止痛、通经活络、解郁破结等作用。本法刺激强度较大，指、掌按法用于头、腹、四肢，肘按法只用于腰、背、臀、大腿等处。

（2）摩法。以掌面或手指指腹贴于推拿部位，以前臂带动手掌做环形移动。操作时一般顺时针方向摩动，此法要求动作快而有节奏，保持每分钟80~120次，使肌肤深层有感应，体表无不适感。本法具有宽胸理气、和中消食、解郁散结的功能，常用于胸、腹疾病。

（3）推法。用指、掌根或肘部着力于治疗部位，作单向的直线按摩，叫作推法。分为指推法、掌推法和肘推法。施力应大于摩法，宜达肌肉深处，使被按摩者有舒畅、轻松的感觉。本手法有舒筋通络、化淤止痛、解郁散结、松解粘连的作用。指推范围小，常用于穴位按摩；掌推法范围大，可用于肩背痛、腰腿痛、胸肋胀痛、肢体麻木等。

（4）拿法。用拇指指腹及食指、中指指腹或用拇指与其余四指指腹相对，拿捏推拿部位的肌肉、筋膜，做提起、放下的活动。操作时力量应贯注于指端，动作要求柔和，用力须先轻后重。重拿时，力量应达骨面，以患部感到酸胀为宜；拿后使被拿者感到轻松舒适。本手法具有解痉止痛、缓解疲劳、祛风散寒、活血通络之功，常用于颈、肩、腰、背、四肢等处。

（5）揉法。用手指指腹、掌根或鱼际肌附着在一定部位上，做轻柔缓和的环旋转动。揉法用力缓和，揉时掌指不能离开皮肤，作用力渗透到皮下组织。要求用力适度，缓急均匀。本手法具有祛风散寒、活血通络、消肿止痛、宽胸理气、健脾和胃等作用，适用于全身各部。

（6）捏法。用手指把皮肤和肌肉从骨面上捏起来，称为捏法。它和拿法有某些相似之处。拿法用力要重些，捏法用力要轻些。操作时，力量应贯注于指端，而深达骨面，动作不能太猛、过急，以免损伤肌肉。本法适用于身体各部肌腱和关节。

（7）颤法。将大拇指垂直地点在患者痛点，全腕用力颤动，带动拇指产生震颤性的抖动，称为单指颤动法；用拇指与食指，或食指与中指，放在患者疼痛处或眉头等处，利用腕力进行颤动，称为双指颤法。要求动作迅速而短促、均匀，以每秒钟颤动10次左右为宜。本法适用于身体各部。

（8）叩击法。用拳背、掌根、掌心、小鱼际、手指、空拳有节奏地、快速而短暂地拍打患者的治疗部位，其力达患者的皮下组织和肌肉。要求用力要轻重有度，柔软而灵活。本法适用于头部、四肢、肩背、腰臀部。

4. 推拿的康复护理

（1）准备。备好推拿介质（即涂在治疗部位的药物）、消毒按摩巾及治疗单。推拿室内空气要新鲜，温度要适宜。

（2）原则。治疗强度的安排必须按照循序渐进、从轻到重、从简到繁的原则。通常，推拿开始时手法轻而柔和，而后逐渐增加到一定强度，并维持一段时间后，再逐渐减轻强度。

（3）力度恰当。用力过小起不到应有的刺激作用，过大易产生疲劳，且易损伤皮肤。

（4）持之以恒。用按摩来保健或治疗慢性病，不是一两天就有效的，须积以时日，效果才逐渐显出来，所以应有信心、耐心和恒心。

（5）其他注意事项。治疗时间和频度应根据病情和治疗部位而定，急性期治疗时间短，慢性期治疗时间稍长。推拿保健的时间，每次以20分钟为宜，最好早晚各一次，如起床前和临睡前。操作者要勤修指甲，以防损伤患者；治疗前后要洗手，防止交叉感染；按摩过程中随时观察患者的反应，及时调整治疗体位或改变操作手法，并给予必要的心理支持，使患者能配合治疗。防止感冒。

二、针灸疗法及康复护理的理论与实践

针灸是针法和灸法的合称。针法是用各种金属针，采用不同手法刺激人体

有关穴位以达到治疗目的的方法。灸法是用燃烧着的艾薰灼腧穴或病变部位，利用热刺激来治疗疾病的方法。针灸是一种中国特有的治疗疾病的手段，是调整人体营卫、气血和阴阳的盛衰，改善自身调节能力，提高脏腑气血功能，从而达到营润周身，治疗疾病，康复身心目的的一种方法。

1. 治疗作用

（1）疏通经络，镇痛作用。刺激穴位可以动员和激活体内的镇痛系统释放阿片肽物质，从而产生镇痛作用。例如，针灸对腰腿痛，关节疼痛、扭伤，神经性头痛，三叉神经痛均有较好的镇痛效果。另外，因刺激穴位可引起机体的痛阈升高，所以针刺某些腧穴还具有麻醉作用。

（2）调节机体功能。针灸对人体局部功能和整体功能都有良好的调理作用。针灸对心血管系统、呼吸系统、消化系统、神经系统、泌尿生殖系统均有一定的调节作用。例如，针灸对血压有双向调节作用，还可促进肠蠕动功能的正常化等。

（3）增强免疫功能。具有提高白细胞吞噬能力、促进抗体形成、调动人体免疫功能以及预防和治疗某些疾病的作用。例如，针刺足三里、合谷穴后可见白细胞吞噬指数明显提高。另外，针灸能调节生物体内多种关键性物质的活性，对治疗过敏性疾病疗效较显著。

2. 针灸疗法的适应证和禁忌证

（1）适应证。适用于痹症如退化性关节炎、风湿痛、偏头痛、三叉神经痛、腰背痛、坐骨神经痛；耳鼻喉疾病如耳鸣、眩晕、鼻窦炎等；消化系统疾病如胃炎、腹泻、便秘等；呼吸系统疾病如哮喘、气管炎等；神经系统疾病如失眠多梦、神经官能症、面神经麻痹等；妇科疾病如痛经、月经不调、不孕症等。

（2）禁忌证。①有出血和凝血障碍的患者，正在接受抗凝血治疗或正在服用抗凝血药物的患者不宜针刺。②患者过于饥饿、疲劳、精神过度紧张时，不宜立即进行针刺。身体瘦弱、气血亏虚的患者，不宜采用本疗法。③孕妇的腹部及腰骶部不宜针灸，并禁用合谷、三阴交、至阴、昆仑等穴。④皮肤有感染、溃疡、瘢痕、肿瘤的部位，不宜针刺。⑤婴儿囟门未闭时头部禁针。

3. 针灸的操作方法

(1) 针刺方法。①持针。持针就是拿针。持针的手称为"刺手",一般习惯用右手;辅助刺手的手称为"押手",一般用左手。右手持针的姿势,一般以拇、食、中三指夹持针柄,以无名指抵住针身,有如执笔,故又称为执笔式持针法,此法在临床上最常用。②进针。将消毒备用的针准确地刺进皮肤,进入治疗所需要的深度或有针感的深度。临床常用的进针法有四种:指切进针法、提捏进针法、夹持进针法、舒张进针法。③针刺角度和深度。直刺:针身与皮肤表面成90°角或接近垂直刺入,常用于肌肉较丰厚的腰、臀、腹、四肢等部位的腧穴;斜刺:针身与皮肤表面成45°角左右倾斜刺入,适用于不能深刺的腧穴;横刺:即将针身倾斜,使之与皮肤表面成15°~25°角沿皮刺入,适用于皮肤浅薄处。针刺的深度一般以既有针感而又不伤及重要组织器官为原则。④行针。进针后为了使患者产生针刺感而施以一定的手法,称为行针。患者自觉针刺部位有酸、麻、重、胀或触电样感,医者感觉手下有沉紧如鱼吞饵的感觉,称得气。行针的基本手法有提插法、捻转法。辅助手法有循法、弹法、刮法、震颤法、摇法等。⑤针刺补泻。针刺得气后,应根据病症的虚实寒热的补泻原则,分别给予针刺泻法和补法。凡能激发经气,扶正祛邪,促进形神功能的恢复为补法;凡能疏调经气,泻实祛邪,使过于亢盛的功能恢复正常为泻法。⑥出针。出针时,左手固定皮肤,右手持针边提边捻,缓慢退至皮下时迅速出针,再用消毒干棉球压迫片刻。⑦其他。针刺方法除体针外,还有头针、耳针、皮肤针、三棱针、水针、电针、激光针、微波针等。

(2) 艾灸疗法。①艾炷灸。艾炷灸施灸时所燃烧的锥形艾团称为艾炷,常分直接灸与间接灸两种。直接灸是将艾炷直接放置于施灸部位的皮肤上。根据灸后有无烧伤、化脓,又分为瘢痕灸和无瘢痕。间接灸是艾炷不直接放在皮肤上,而用不同药物垫于艾炷下施灸称为间接灸。本疗法临床运用广泛,既可保健,又可治病,尤其适用于虚寒证,如哮喘、胃肠病。②艾条灸。艾条灸分温和灸、雀啄灸、回旋灸等。温和灸:将艾条燃着的一端对准施灸部位,距2~3 cm进行薰灸,使患者局部产生温热感而无灼痛,一般每穴灸3~5分钟,至皮肤稍呈红晕为度。雀啄灸:将艾条燃着的一端对准施灸的穴位,但两者距离不固定,而是像鸟雀啄食一样,一上一下,上下移动施灸,主要用以治疗寒湿痹症及其他多种虚寒性疾患。③温针灸。是针刺与艾灸同时结合使用的一种方法。先根据病情选穴施针、留针，后将艾绒裹于针柄上点燃，直至燃尽，使热力通过针体传入机体，达到温经散寒等目的。

4. 针灸疗法的护理

（1）准备。针灸前做好准备和解释工作，交代施针中的感觉和注意事项，消除患者的紧张心理，并使其体位舒适，做好保暖和体位固定的护理。

（2）观察治疗效果及病情变化。严格执行操作规程，注意观察患者病情变化、治疗效果和反应，如出现晕针、折针、弯针等现象，立即报告医师，并及时采取相应措施。施灸时严密观察艾条燃烧情况，防止艾火灼伤皮肤、烧着衣被，如有发生，应立即采取相应措施。

（3）科学治疗。严格掌握针刺禁忌证和禁忌部位。根据病情和患者的耐受能力，按照虚则补之，实则泻之，虚实不明显则平补平泻的原则，制定刺激强度和补泻方法。通常，针灸开始时手法轻而频率慢，而后逐渐增加到一定强度，并维持一段时间后，再逐渐减轻强度。治疗时间和频度：一般每次20～40分钟，住院患者每日治疗1～2次，门诊患者每天一次或每周2～3次。

（4）关爱患者及其他注意事项。针后协助患者穿好衣服，安置舒适体位，并做好记录。严格执行查对制度、术后修针和针具清洁消毒工作。

第七节　日常生活活动能力的康复护理探析

一、个人卫生的护理理论与实践

清洁是人的基本需要。全身皮肤和黏膜的清洁，对于体温的调节和并发症的预防有重要意义，个人卫生直接影响着人的精神状态和社会交往。当患者意识清醒时，即可用健手为自己洗脸；在床上能够保持60°坐位时就可鼓励患者自己刷牙、刮胡子、梳理头发；能在轮椅上取坐位时，上述动作尽量到洗手间完成；偏瘫患者可训练健手代替患手操作，继之训练患手操作、健手辅助，或只用患手操作；两手功能障碍者，可借助辅助器具尽快进行个人卫生训练，以提高自理生活的能力，增强患者的自信心。

1. 个人卫生训练方法

（1）洗脸、洗手。毛巾一端固定在水池边，用洗脸海绵或自己缝制的毛巾套；肥皂装在网兜里吊在水池边，或墙壁安装按压式洗手皂液，这样，无论患者单手还是双手操作都很方便。患者坐在洗脸池前，用健手打开水龙头放水，调节水温。用健手洗脸、洗患手及前臂。洗健手时，患手贴在水池边伸开放置，涂过香皂后，健手及前臂在患手或毛巾上搓洗。拧毛巾时，可将毛巾套在水龙头上或患侧前臂上，用健手将两端合拢，向一个方向拧干。

（2）刷牙、修剪指甲、梳头。打开牙膏盖时，用嘴打开盖子，也可借助身体将物体固定（如用膝夹住），用健手将盖旋开，刷牙的动作由健手或双手共同完成，必要时可用改良的长柄牙刷或电动牙刷代替；清洗义齿或指甲，可将带有吸盘的毛刷、指甲锉等，固定在水池边缘；剪指甲时，可将指甲剪固定在木板上，利用患手的粗大运动，即用手掌或肘按压指甲剪给健手剪指甲；选用手柄加长或成角的梳子梳头。

（3）排便、如厕动作。卧床患者床上使用便器时，患膝、患髋锁定在屈曲位，自己双手交叉抬高臀部（桥式运动），就可进行便器的插进和拉出。抓握功能差者，可将卫生纸缠绕在手上使用。随着床上体位转移能力的增强和抓握功能的恢复，由他人协助逐步过渡到自己取放便器。对于从轮椅转移到马桶排便的患者，马桶最好高于地面 50 cm，且厕座的两侧必须安装扶手。

轮椅到坐便器转移法：将轮椅靠近厕座，刹住车闸，双足离开踏脚板而后将其移开；借助轮椅扶手支撑解开裤带，躯干交替向左右倾斜抬起臀部，顺势把裤子褪到大腿中部；以健手支撑轮椅椅面站起，然后握住厕座旁扶手，旋转身体坐在厕座上（双上肢均有力者，可一手按住椅面、另一手拉住马桶远侧的边缘，用两上肢支撑起两髋部后向马桶移动）；调整身体，从轮椅转移到马桶上，使两下肢位置摆放合适。

（4）洗澡。患者必须具有足够的体力，方可开始主动向盆浴转移。轮椅到浴盆转移法：准备固定的木椅两把，一把放在浴盆一旁，另一把稍矮些的放在浴盆内，放置后的两把木椅与盆沿高度要相同。矮木椅的脚底装上橡皮垫，用以保护浴盆并防止椅子滑动。患者坐在紧靠浴盆的椅子上，脱去衣物→健手按在椅座上，健足踏在地板上，身躯移到椅子边尽可能向浴盆靠近→用双手托住患腿放入盆内→用健手握住盆沿或墙壁上的把手，健腿撑起身体前倾，抬起臀部移至盆内椅子上→把健腿放入盆内；亦可用滑板（木板），下面拧两个橡皮柱固定在浴盆一端，患者将臀部移向盆内木板上，将健腿放入盆内。

洗涤时，用健手持毛巾擦洗或将毛巾一端缝上布套，也可选用两端带环的洗澡巾，套于患臂上协助擦洗，还可借用长柄的海绵浴刷擦洗背部和身体的远端。拧干毛巾时，将其压在腿下或夹在患侧腋下，用健手拧干。洗毕后，出浴盆顺序与前面步骤相反。淋浴时，患者若坐在淋浴凳或椅子上，洗澡较容易进行。

2. 个人卫生的康复护理要点

（1）患者自己调节水温时，先开冷水再开热水；关闭时动作相反。当患者失去痛觉和温度觉时，必须先测量水温。一般水温调节为 40 ℃～45 ℃。

（2）出入浴盆对患者来说是最危险的行动之一，训练时应始终有人在旁保护。出入浴盆可以向患者最为方便的一侧进行，不必像其他转移活动那样总是向患者的健侧进行。

（3）患者出入浴室应穿防滑拖鞋，浴盆内的底部及淋浴处地面铺上防滑垫或塑胶垫。洗澡时间不宜过长，以免发生意外。

（4）下肢关节活动受限者，建议使用可调节坐便器；上肢活动受限、截瘫或手指感觉缺失者可使用安装在坐便器上的自动冲洗器和烘干器达到清洁的目的；如厕障碍者，建议夜间在床旁放置便器以免除如厕不便。

（5）注意观察患者体温、脉搏、血压等全身情况，如有异常及时处理。

3. 注意事项

（1）训练前做好各项准备。如帮助患者排空大小便，避免训练中排泄物污染训练器具；固定好各种导管，防止训练中脱落等。

（2）训练应从易到难，循序渐进，切忌急躁，可将日常生活活动的动作分解为若干个细小的动作，反复练习。并注意保护，以防发生意外。

（3）训练时要给予充足的时间和必要的指导，护理人员要有极大的耐心。心理护理应贯穿训练全程，对患者的每一个微小进步，都应给予恰当的肯定和赞扬，从而增强患者的信心。

（4）为患者选用适当的辅助用具，必要时对辅助用具及训练环境进行改进和调整，以达到最佳训练效果。

（5）训练中应仔细观察患者的实际活动能力，不断调整训练计划，使其最简单、最切实可行。训练后，要注意观察患者的精神状态和身体状况，如是否过度疲劳、有无身体不适，以便及时给予必要的处理。

二、营养与饮食的护理理论与实践

1. 饮食动作训练

饮食是人体摄取营养的必要途径，营养是保证人体健康的重要条件。对意识清楚、全身状况稳定、能产生吞咽反射、少量误咽能通过随意咳嗽咳出的患者要进行饮食动作训练。经过基础训练后开始摄食—吞咽训练：从仰卧位转换为坐位、维持坐位的平衡、抓握餐具、使用餐具摄取食物、将食物送入口腔和咀嚼动作。

（1）摄食体位。因人因病情而异，一般选择坐位或半坐位。进食前应嘱患者放松精神，保持轻松、愉快的心情，然后协助患者身体靠近餐桌坐直（坐不稳时可使用靠背架），患侧上肢放在餐桌上。护理人员位于患者正面或健侧，帮助患者进食时保持对称直立的坐姿或头稍前屈45°，身体倾向健侧30°，这样可促使食物由健侧咽部进入食管；或将头部轻转向瘫痪侧90°，使健侧咽部扩大便于食物进入。

（2）食物选择。选择食物的首要标准是易于口腔移送和吞咽，不易误咽。根据患者吞咽障碍程度和阶段，按胶冻样、糊状、普食三个阶段从易到难选择。先选择密度均一、有适当黏性、不易松散且通过口腔时容易变形、不在黏膜上残留的食物，如果冻、蛋羹等既容易在口腔内移动又不易出现误咽的胶冻样食物。利手缺损者，块状食品更容易拿取。应根据个人喜好准备适合老年人的食物，保证食物易于咀嚼下咽，避免圆形、黏性大的食物，防止窒息。

（3）饮食动作训练的方法。①进食训练。将食物及餐具放在便于取放的位置，必要时将碗、盘用吸盘固定在饭桌上；用健手握持叉子（匙），把叉子（匙）放进碗内，用叉子（匙）取适量食物放进口中，咀嚼、吞咽食物；帮助患者用健手把食物放在患手中，再由患手将食物放于口中，以训练健、患手功能的转换；当患侧上肢恢复一定主动运动时，训练完全用患手进食，开始训练时使用叉或匙（尽量选用长粗柄、匙面小、边缘圆、不易粘上食物的硬塑匙），而后逐渐改用筷子（两根筷子顶端用一根小弹簧连接起来）；丧失抓握能力、协调性差或关节活动受限者，应将食具加以改良，如筷子加弹簧，加长叉和勺的手柄或将其用活套固定于手上，使用前臂或手掌支架。②饮水训练。杯中倒入适量的温水，放于适当的位置；可用患手持杯，健手轻托杯底以协助稳定患手，端起后送至嘴边；缓慢倾斜茶杯，倒少许温水于口中，咽下；双手功能障碍者用吸管饮水；震颤麻痹和共济失调患者则可在杯盖上开一小孔，插入吸管吸水，或使用挤压式柔软容器饮水。

2. 康复护理要点

（1）培养良好的进食习惯，尽量定时定量摄食；能坐起时勿躺着，能在餐桌上勿在床边进食，严禁在水平仰卧位进食。

（2）每次进食前用冰块刺激或诱发吞咽动作，确保有吞咽反射再开始进食，初期进食宜用糊状食物，不宜饮水或流质，以免呛咳。

（3）有吞咽障碍的患者和年老体弱者，训练时护理人员应全程陪伴，并备吸引器在旁。

（4）如发生咳嗽、误咽应及时拍背，促使患者咯出食物。误咽较多时，迅速将气管内食物吸出，以防窒息。

（5）训练期间，保留鼻胃管留置或其他补充营养的方式，以补充不足的水分及营养。

三、排泄的护理理论与实践

1. 排痰训练

（1）体位引流方法。体位引流是利用重力作用，将聚集在肺、支气管内的分泌物排出体外，又称重力引流。体位排痰法，即是利用体位引流的原理，根据病变部位和患者经验（自觉有利于咳痰的体位），采取病变部位较气管和喉部为高的体位，以利于分泌物随重力作用流入大支气管，然后再经口咳出，从而改善肺通气。其目的是促进排痰，改善通气功能，促进肺膨胀，增加肺活量，预防肺部并发症。

（2）辅助排痰的其他方法。①保持合适的湿度，每天饮水总量不少于

2 000 ml，少量多次，每次 30~50 ml。室内湿度维持在 60%左右，可湿式清扫地面或室内放置加湿器。吸氧患者注意氧气的湿化和温度，痰液黏稠者，引流前 15 分钟先遵医嘱给予雾化吸入生理盐水。②控制无效咳嗽，掌握有效咳嗽方法。咳嗽前先深吸气数次以诱发咳嗽，争取肺泡充分膨胀，增加咳嗽频率，咳嗽在晨起、临睡前和餐前半小时应加强。患者取坐位，双脚着地，胸部前倾，怀抱枕头，双臂交叉在胸前，利用胸腔内压和腹内压使膈肌上升，通过咳嗽时较强的气流将痰液咯出。勤翻身，呼吸道分泌物多滞留在肺部低垂部位及疼痛部位，经常变换体位不仅可减少分泌物滞留的倾向，促进痰液排出，而且可以防止肺泡萎缩和肺不张，也可起到体位引流的作用。一般每 1~2 小时翻身一次，若痰量过多，每 10~20 分钟翻身一次。哈咳技术：嘱患者深吸气，再用力呼气时说"哈"，随气流引起哈咳。此方法可减轻患者疲劳，避免诱发支气管痉挛，提高咳嗽、咳痰的有效性。胸部叩击：指导患者胸部叩击配合有效咳嗽，以提高引流效果。具体方法为：操作者五指并拢，掌心窝成杯状，依靠腕部的力量在引流部位胸壁上双手轮流叩击拍打 30~45 秒，叩击的力量视患者的耐受度而定；为避免患者不适，可在叩击部位垫上毛巾，让患者放松，自由呼吸；叩击时应有节律地叩击背部，叩击顺序应沿支气管走行方向，自下而上、由边缘到中央。辅助咳嗽技术：对于腹肌无力、不能进行有效咳嗽者，护理人员可协助完成。具体方法为：护理人员面对患者，双手压迫于患者肋骨下角，嘱其深吸气，并尽量屏住呼吸，当其准备咳嗽时，护理人员的手向上向里用力推，帮助患者快速呼气，引起咳嗽。

2. 膀胱功能康复训练

膀胱护理主要用于脊髓损伤、脑卒中、颅脑损伤等导致的神经源性膀胱患者。膀胱护理的目的是恢复和改善患者的膀胱功能，降低膀胱内压力，减少残余尿量，控制和消除泌尿系统并发症的产生，提高患者的生活质量。

(1) 膀胱功能训练方法。神经性膀胱功能失调（简称神经性膀胱）分为不同类型，按照北美护理诊断协会制定的标准分为压力性尿失禁、急迫性尿失禁、反射性尿失禁、功能性尿失禁和尿潴留。每一种类型的神经性膀胱因其表现形式不同，训练方法也不尽相同。①盆底肌肉训练。嘱患者在不收缩下肢、腹部及臀部肌肉的情况下自主收缩耻骨、尾骨周围的肌肉（会阴及肛门括约肌）。每次收缩维持 10 秒，重复做 10 次为 1 组，每天 3 组。这种训练可以减少漏尿的发生，适用于压力性尿失禁的患者。②尿意习惯训练。训练应在特定的时间进行，如餐前 30 分钟、晨起或睡前。主要方法是：鼓励患者定时如厕排尿，白天每 3 小时排尿 1 次，夜间 2 次，可结合患者具体情况进行调整。这种训练同样可以减少尿失禁的发生，并能逐渐帮助患者建立良好的排尿习惯，适用于急迫性尿失禁的患者。③激发技术。定时对患者的排尿扳机点（排尿感觉的触发点）进行不同方法的刺激，促进排尿功能的恢复。如轻轻敲打耻骨上区，牵拉阴毛，摩擦大腿内侧，捏掐腹股沟，听流水声等辅助措施。适用于反射性尿失禁的患者。④屏气法。患者采取坐位，身体前倾腹部放松，训练患者收缩腹肌，从而增加膀胱及骨盆底部的压力，促使尿液排泄。适用于尿潴留导致的充盈性尿失禁。⑤手压法。双手拇指置于髂嵴处，其余手指放在下腹部膀胱区，用力向盆腔压迫，帮助排尿。也可用单拳代替手指加压，但不可过度用力。适用于尿潴留的患者。

（2）膀胱的康复护理。进行膀胱护理前的评估，根据患者的病情、日常生活活动能力、家庭支持情况等综合评估，选择合适的膀胱管理方法。预防自主神经反射异常。实施清洁间歇导尿的患者应遵守饮水计划，并指导患者做好自我监控和并发症的监测、预防。加强患者的皮肤护理，保持皮肤清洁干燥，防止感染和压疮的发生。

3. 肠道排便功能康复训练

（1）反射性大肠的康复护理。反射性大肠患者主要表现为便秘。护理目标是养成规律的排便习惯，减少由便秘导致的并发症，如肛裂、长痔疮等。反射性大肠的护理技术包括指力刺激、腹部按摩、肠道功能训练等。①指力刺激。指力刺激可诱发粪团的排出。具体方法为：协助患者取左侧卧位，护士的食指或中指戴指套，涂润滑油，缓缓插入肛门，用指腹一侧沿着直肠壁顺时针转动。每次指力刺激可持续 15~20 秒，直到感到肠壁放松、排气、有粪便流出。如果发现患者肛门处有粪块阻塞，可先用手指挖便方法将直肠粪块挖清，然后再进行指力刺激。②腹部按摩。在指力刺激前或同时，可进行腹部顺时针按摩。让患者屈膝放松腹部，护士用手掌自右向左沿着患者的结肠解剖位置（升结肠、横结肠、降结肠、乙状结肠）方向，即自右下腹、右上腹、左上腹、左下腹做顺时针环状按摩，促进肠道蠕动，从而促进粪团的排出。③肠道功能训练。包括盆底肌训练、腹肌训练、模拟排便训练等。盆底肌训练：患者取仰卧位或坐位，双膝屈曲稍分开，轻抬臀部，缩肛提肛，维持10秒，连续10次，每天练习3次，促进盆底肌功能恢复。腹肌训练：通过腹肌的训练，可增强腹肌的收缩能力，提高排便时的腹内压，从而有助于粪便的排出。腹肌训练的常用方法有仰卧直腿抬高训练、仰卧起坐等。模拟排便训练：选择适当的排便环境，根据患者以往的排便习惯安排排便时间，指导患者选取适宜的排便姿势，最好采取蹲位或者坐位，嘱患者深吸气，往下腹用力，模拟排便。每日定时进行模拟排便训练，有助于养成定时排便的良好习惯。④药物使用。通便剂如开塞露、甘油等，能软化粪便，润滑肠壁，刺激肠蠕动而促进排便。⑤饮食与运动。多进食水果、蔬菜及粗粮等高纤维素、富含营养的食物，多饮水。指导患者适当运动，增强身体耐力，促进胃肠道。

（2）弛缓性大肠的康复护理。弛缓性大肠与反射性大肠不同，患者的排便中枢被破坏，因此患者无法依靠肠蠕动实现主动排便。通常表现为大便失禁。康复护理的目标是保持成形大便，减少大便失禁的次数，养成规律排便习惯。弛缓性大肠的康复护理技术包括手指挖便、肠道功能训练等。①手指协助排便。在进行腹部顺时针按摩后，可进行手指协助排便。②肠道功能训练。弛缓性大肠的患者可通过盆底肌功能训练、腹肌训练等增强对排便的控制能力，同时养成定时排便的良好习惯。③皮肤护理。保持床单、被服干净，保证肛周、臀部皮肤清洁干燥，防破损。如出现肛周发红，可涂氧化锌软膏。④饮食指导。清淡、规律饮食，禁烟、酒，避免导致大便松散的食物如辛辣食品。

（3）肠道的康复护理。护理要点：先将肠道中积存的粪便排清；肠道训练的时间要符合患者的生活规律，并根据患者的情况进行调整和评价；当患者出现严重腹泻时，注意对肛周皮肤保护，防止肠液刺激皮肤发生破溃；便秘也是导致脊髓损伤患者自主神经反射异常的主要原因之一，因此应监测脊髓损伤患者的自主神经反射异常的临床表现，并及时排除肠道原因；在训练过程中，注意心理疏导，尊重患者人格，鼓励患者树立信心，减轻患者由于排便障碍带来的精神紧张和心理压力。

四、衣物的穿脱理论与实践

1. 更衣训练

穿脱衣物是日常生活活动中不可缺少的动作。康复对象因功能障碍，穿脱衣物困难。只要患者能保持坐位平衡，有一定的协调性和准确性，就应该指导他们利用尚存的功能进行穿脱衣物的训练，以尽快建立起独立生活的能力。

（1）穿脱开襟上衣训练。穿衣时，患者取坐位，用健手找到衣领，将衣领朝前平铺在双膝上，患侧袖子垂直于双腿之间。用健手将患肢套进衣袖并拉至肩峰→健侧上肢绕过头顶转到身后，将另一侧衣袖拉到健侧斜上方→穿入健侧上肢→整理并系好扣子。脱衣的过程正好相反，用健手解开扣子→健手脱患侧至肩下→拉健侧衣领至肩下→健手从后腰部向下拉衣摆→两侧自然下滑甩出健手→脱出患手。

（2）穿脱套头上衣训练。穿衣时，患者取坐位，用健手将衣服平铺在健侧大腿上，领子放于远端，患侧袖子垂直于双腿之间。用健手将患肢套进袖子并拉到肘部以上→穿健手侧袖子→健手将套头衫背面举过头顶，套过头部，健手拉平衣摆，整好衣服。脱衣时，先用健手将衣摆翻起，推至胸部以上→健手从肩部绕至后背拉住衣服→在背部从头脱出衣领→脱出健手→最后脱患手。

（3）穿脱裤子训练。穿裤时，患者取坐位，健手置于腘窝处将患腿抬起放在健腿上（健踝提起用足尖着地或用矮凳支撑使健腿倾斜可以减少患腿下滑）。用健手穿患侧裤腿，拉至膝以上→放下患腿，全脚掌着地→穿健侧裤腿，拉至膝上→抬臀（拱桥）或站起向上拉至腰部→整理系带。脱裤时，患者站立位，松开腰带，裤子自然下落→坐下抽出健腿→健足踩住裤身，抽出患腿→健足从地上挑起裤子→整理好待用。

（4）穿脱袜和鞋的训练。穿袜子和鞋时，患者取坐位，双手交叉将患腿抬起置于健腿上→用健手拇指和示指张开袜口，上身前倾把袜子套在患足上，再穿鞋→放下患腿，全脚掌着地，身体重心转移至患侧→将健腿放在患腿上→穿好健足的袜子或鞋。脱袜子和鞋，顺序相反。

2. 衣物穿脱的康复护理要点

（1）衣物应宽松、柔软、有弹性。尽量选择开胸式上衣，衣服上的纽扣换成尼龙搭扣或大按扣,或不解开衣服下部的扣子,按套头衫的方式穿脱;女性胸罩在前面开口,男性选用套头式领带;裤带选用松紧带;鞋带改成尼龙搭扣、带环的扣带,或改穿浅口船鞋,以使穿脱方便,穿着舒适。

(2)衣物放置合理。袜子和鞋应放在患者身边容易拿到的地方,固定位置摆放。必要时借助长柄取物器、鞋拔子等辅助设施。

五、体位的保持和转换理论与实践

1. 体位摆放

体位是指人的身体位置,通常临床上是指患者根据治疗、护理及康复的需要所采取并能保持的身体姿势和位置。

(1)正确的体位摆放。在康复治疗及护理中,让偏瘫患者保持正确的体位有助于预防和减轻痉挛的出现或加重,保护肩关节,诱发分离运动。①仰卧位。取上肢各关节伸展、下肢各关节屈曲位。即垫起患侧肩胛以防其后缩,肩关节前伸,手臂伸展、外旋,患臂放在枕上,掌心向上,手指伸展稍分开,必要时手握毛巾卷,以防止形成功能丧失的"猿手";患腿外侧放置支撑物,以防止患髋后缩和下肢外旋;双足底抵住足板使踝关节背屈,足跟放一垫圈,足趾朝上。此体位可因骶尾部和外踝等骨突部位受压过多而导致压疮,因此,在可能的情况下,不提倡长时间的仰卧位。②患侧卧位。头置舒适位,躯干稍后仰,腰背部垫枕头支撑,保持患肩前伸,避免受压与后缩,肘伸展。患腿放置舒适位,膝关节微屈,健腿屈曲并置于体前枕上。③健侧卧位。患者胸前放一枕头,使肩前伸,肘关节伸展,腕、指关节伸展放于枕上,患腿屈曲向前,并以枕头支持,以保持髋、膝关节自然微屈,踝关节中立位,但避免出现足悬空现象(足内翻)。此体位有利于对抗偏瘫侧上肢屈肌痉挛和下肢伸肌痉挛。

(2)体位摆放的康复护理。护理人员在进行体位摆放时应注意不能使患肢受压,踝关节要置于90°位,防止被褥卷压足背而造成足下垂。在协助体位转换时,从患者的肩胛处托起患肢,以免因用力牵拉患肢而造成肩关节软组织的损伤和肩痛。

2. 体位转换

体位转换是指通过一定方式改变身体的姿势和位置。体位转换可促进血液循环，预防压疮、坠积性肺炎、尿路感染、肌肉萎缩、关节僵硬及变形、深静脉血栓等并发症的发生。根据体位转换时是否有外力参与，体位转换的方式可分为：自动体位转换，是指患者不需外力相助，能够根据医疗护理及日常生活的需要，通过自己的能力完成体位变换，使身体达到并保持一定姿势和位置；被动体位转换，指患者在外力协助或直接搬运摆放下变换体位，并利用支撑物保持身体的姿势和位置。

（1）体位转换方法。①从仰卧位向侧卧位转换法。偏瘫患者翻转侧卧，指导其利用健肢力量带动患肢，完成体位转换的动作。动作要领：患者伸肘，双手对掌相握（Bobath 握手），十指交叉，患侧拇指在上；夹紧双肩，健臂带动患臂先摆向健侧，再反方向摆向患侧，利用重心转移完成侧翻。如翻向健侧，则摆动方向相反。②从仰卧位向坐位转换法。偏瘫患者及上肢肌力尚存的截瘫患者，可进行坐起训练，即床边坐起。动作要领：患者呈仰卧位，手放在腹部，健侧腿插入患腿之下；将身体横向移至床边；健侧手抓床栏或手掌支撑床面，侧身坐起。由坐位到卧位，程序相反。③坐位向站立位转换法。患者主动转换即独立起立训练，前提是患者已达到坐位静态或动态平衡。当起立辅助量减至最小后，可口头指导患者练习自己起立，必要时在患膝和髋部给予助力帮助。动作要领：双足平放后移，两下肢稍分开，重心放于健肢。采用 Bobath 握手伸肘，肩充分前伸，躯干前倾，双臂前移，超过足尖，双膝前移，腿部用力臀部离开椅面缓慢站起，站稳后将身体重心移至患肢。待站姿平稳后两足分开距离，轮流负重站立。坐下时，伸髋屈膝，身体前倾，双膝前移屈曲，身体坐下。

（2）体位转换的康复护理。①转换方式得当。根据个体病情及需要，配合康复治疗和护理的要求，选择适合患者的体位及其转换的方法、限度及间隔时间等。②强化宣教。体位转换前，应向患者及家属说明体位转换的目的、动作要领和注意事项，调动患者及家属的主观能动性，以取得理解和尽可能的配合。③注意保暖。体位转换操作过程中注意保暖（尤其在寒冷天气）。④发挥自身潜能。转换时，逐渐减少辅助力量，鼓励患者尽可能发挥自己的残存能力。⑤节力原则。体位转换操作过程中，动作应稳妥协调，切忌使用蛮力。⑥安全舒适。体位转换后，应保持患者的舒适和安全。必要时使用其他辅助用具支撑，以保持关节的活动范围并使肢体处于最佳的功能位置。

六、身体的转移理论与实践

转移是人体活动的一种形式，患者借以从一处移动到另一处，人体的转移能力是进行各项活动的重要条件之一。转移训练的目的是使患者尽早学会独立完成日常生活活动，为今后回归家庭和社会创造良好的条件。

1. 床上转移

（1）床边坐起。患者先侧移至床边，将健腿插入患腿之下，用健腿将患腿移于床边外，患膝自然屈曲，然后头向上抬起，躯干向患侧旋转，在胸前用健手支撑床面，将自己推至坐位，同时摆动健腿下床。必要时护理人员可一手放于患者健侧肩部（切忌拉患肩），另一手放于其臀部帮助患者起坐。

（2）平行移动。患者卧床期间就应进行床上转移训练，随着其体力的恢复及自理能力的增强，从被动移向床头逐渐过渡到卧床主动平移及床上坐位的平移训练。随着四肢肌力逐步恢复及腰背部肌力的增强，指导患者主动进行床上转移训练，自主调整体位，保持身体舒适，预防产生压疮。①卧位平移。患者取仰卧位，健足置于患足下方，Bobath 握手置于胸前，利用健侧下肢将患侧下肢抬起向一侧移动，再将臀部抬起向同侧移动，最后将上躯干向同方向移动。反复练习后患者可以较自如地仰卧在床上进行左右方向的移动。同样，健肢带动患肢，并借助床头护栏或系于床尾的布带，患者可自行完成移向床头和床尾的动作。②坐位平移。即床上撑起训练。患者坐于床上，身体稍向前倾，伸膝，两手掌置于身体两侧平放于床上，伸肘用力，将臀部撑起离开床面，并可向前后、左右移动。以双手和臀部为支撑点，完成身体在床上的转移，这是下肢麻痹患者在床上的基本训练动作。此外，偏瘫患者取坐位时，双上肢 Bobath 握手，健侧上肢带动患肢向前伸直，将身体重心转移到一侧臀部，对侧向前或向后移动。③拱桥移动。偏瘫患者进行拱桥训练，可提高床上自理能力，尤其方便取放便器，穿脱裤子和更换床单。若自身无力将患膝、患髋锁定在屈曲位，操作人员可协助完成。

2. 床轮椅间转移

床轮椅间的转移按转移方式有立式转移和坐式转移。立式转移适用于偏瘫以及本体转移时能保持稳定站立的任何患者；坐式转移主要应用于截瘫以及其他下肢运动障碍的患者（如两侧截肢者）。

(1) 立式转移。将轮椅置于患者健侧，患者从床边站起，以健侧腿为轴心旋转身体坐在轮椅上，调整好自己的位置。

(2) 坐式转移。当患者有良好的坐位平衡，且臂力足以将臀部从床上撑起时，可主动完成床轮椅间的转移，前提是固定床与轮椅，且高度接近。转移方式有以下两种。①侧方滑动转移。若轮椅扶手可拆卸，借助滑板进行床与轮椅间的转移，较省力、安全。在患者健侧床边，轮椅紧邻床沿与床平行放置，近床沿一侧的扶手拆下，将滑板平稳驾在床与轮椅座位上；患者两腿下垂坐于床沿，臀部朝向轮椅；上肢用力平行移动，挪动臀部至滑板上并滑进轮椅；躯干向一侧倾靠，使臀部抬离滑板并取出滑板；装好轮椅扶手，调整好坐姿，双足放于脚踏板上。当患者熟练使用滑板后，可以不借助滑板进行徒手转移，最后依靠上肢支撑臀部进行垂直侧方转移，而不必再依靠滑动。②垂直转移。轮椅正面紧贴床沿，呈直角放置，刹住车闸；患者背向轮椅而坐，用双手在床上撑起，将臀部移向床边，紧靠轮椅；双手握住轮椅扶手中部，用力撑起上身，向后使臀部落在轮椅内；松开车闸，挪动轮椅离床，直至足跟移到床沿，刹住车闸，将双足置于脚踏板上。

3. 立位转移

(1) 原地迈步练习。在平行杠内或扶手旁，扶好站稳，由患腿负重，健腿做前、后小幅度迈步，反复进行。

(2) 扶持行走。平衡失调患者需要扶行，康复护理人员站在偏瘫侧进行扶持，先在扶持下站立练习患腿前后摆动、踏步、屈膝、伸髋、患腿负重等。

(3) 扶杖架拐行走。扶杖架拐行走练习是使用假肢或瘫痪患者恢复行走能力的重要锻炼方法。①双拐站立。置双拐于双足的前外侧约1脚处，双肘微屈，双手抓握拐杖的横把，使拐的顶部与腋窝保留一定空隙，双肩自然放松，使上肢的支撑力落在横把上。②架拐行走。偏瘫患者的单拐步行，一般健侧臂持拐。单拐步行一般包括：三点步行，先伸出手杖，再伸出患足，然后健足跟上；两点步行，即先同时伸出手杖和患足，再伸出健足。

（4）独立行走。在进行独立行走前，需要患者有足够的肌力（下肢肌力先达到4级）和关节活动度，同时有良好的平衡与协调功能。患者在平行杠内练习站立和行走后，再做独立行走练习。复杂步行训练主要是增加训练难度，提高步行速度、稳定性和耐力，如越过障碍走、上下斜坡等，以及实际生活环境下的实用步行训练，并逐渐将训练转移到日常生活中去。

（5）上下阶梯。当患者能较顺利和平稳地完成平地行走后即开始进行上下阶梯练习，以健足先上、患足先下为原则。

4. 转移的康复护理

（1）整体评估。对于任何一种转移方法，患者来回移动都要求有坚固而又平坦的地面，同时需要患者具有学会运动技巧的能力。

（2）安全防护。立位转移时，护理人员应站于患侧；轮椅训练时位于前方保护其安全。在转移前应先确定移动的方法和方向，留有足够的移动空间，确保移动过程的安全。

（3）注意观察。护理人员除帮助和指导外，还应注意观察患者表情和反应，动作是否正确，患者有无不适等，尽量使患者放松，如稍有进步就应及时予以鼓励。

第八节 辅助器具的使用探析

一、助行器使用的理论与实践

1. 基本概念

辅助人体支撑体重，保持平衡和行走的工具称之为助行器。主要用于一侧下肢缩短、一侧下肢不能支撑行走、步态异常等行走不稳的患者。临床常用的有：手杖、拐杖和步行器。

（1）手杖。为单手扶持帮助行走的工具。根据结构和功能，可分为单足手杖、多足手杖、直手杖、可调式手杖、带座式手杖、多功能手杖和盲人用手杖等。

（2）拐杖。靠前臂或肘关节扶持帮助行走的工具。有普通木拐杖、折叠式拐杖、前臂杖、腋杖和平台杖等。

（3）步行器。用来辅助下肢功能障碍者（如偏瘫、截瘫、截肢、全髋置换术后等）步行的工具。主要有保持平衡、支撑体重和增强上肢伸肌肌力的作用。常见的有：框架式（两轮、三轮、四轮式）、截瘫行走器、交替式行走器等。

2. 拐杖的正确使用

（1）正确使用的意义。最大限度地支持保护患肢；促使患者尽早恢复正常步态；保证患者上肢在操拐时不受额外损伤；规范康复流程。

（2）使用前的准备。使用拐杖前，首先应将拐杖调整至正确高度，具体方法是：将拐杖立于体侧，拐杖的顶端距离腋窝 3～5 cm（避免架拐时体重压于拐杖顶端伤及腋窝内各血管、神经），手臂自然下垂，扶手高度位于腕横纹（即手掌和前臂交界处）。此时，前臂屈、伸腕肌群同时用力保持腕关节中立位（避免腕关节于背伸位承重伤及三角软骨盘），再由上肢各部肌群共同发力将身体撑起以实现支持作用。

（3）使用方法。根据患者损伤形式、程度不同，拐杖的使用方法主要分为以下几种：①患者一侧下肢损伤，部分限制负重，采用单拐，连同健患双肢，共"三点"支撑体重，完成步行过程。②患者一侧下肢损伤，完全限制负重，采用双拐，同健侧肢体，共"三点"支撑体重，患肢悬空，完成步行过程。③患者双侧下肢损伤，均部分限制负重，采用双拐，连同双侧患肢，共"四点"支撑体重，完成步行过程。④双侧患肢均完全限制负重，只能使用轮椅。

3. 助行器的使用

（1）目的。完成日常生活和工作需要的行走辅助；分担体重，减轻下肢关节应力负荷；扩大下肢支撑面积，维持平衡，保证步行安全，增强肌力和耐力；锻炼上肢伸肌及有关肌肉，增强肌力和全身耐力。

（2）助行器使用训练。具体步骤：护士提起助行器放在患者正前方，固定轮子；协助患者坐于床边，双足着地站立，躯干前倾；护士协助患者双上肢落于助行器扶手上，嘱患者慢慢将重心平稳落至助行器上，使助行器保持稳定；打开轮闸，起步时足尖抬高，着地时先足跟再足尖，取得平衡后双足落于助行器后腿连线水平位置中间,再进行下一步。

(3)助行器使用的康复护理。使用前告知患者助行器的意义和重要性,做好解释工作,取得患者的配合。告知患者在使用助行器时避免重心过于前倾或后仰,否则易造成跌倒。迈步时不要过于靠近助行器,否则会有向后跌倒的危险。使用轮式助行架时要求路面要平整,上下坡时能灵活运用车闸以保安全。

二、轮椅使用的理论与实践

1. 自行使用

(1)在平地上推动轮椅。①在平地上推动轮椅,臀部坐稳,上身保持平衡,双臂向后,肘关节稍屈,手抓轮环后部,身体带动双臂用力。此时身体略向前倾,身体和双臂产生的力量可带动轮椅。②轮椅在平地上倒退,臀部坐稳,上身保持平衡,双臂向前,身体前倾,压低双肩,使手臂能用足够力气将车轮向后推动带动轮椅。

(2)斜坡上推动轮椅。上坡,姿势与平地推动轮椅相同。下坡,应用手制动,身体后倾,将双手置于手动圈下方进行制动控制轮椅下滑速度。

(3)转换轮椅方向。以转向左侧为例:将左手置于手动圈后方;左臂略向外侧旋转,从而将身体重量通过左手传递至车轮内侧;以左手将左侧车轮向后转动,同时右手在正常姿势下将右侧车轮转向前方。

2. 辅助者使用

(1)单级台阶。一人即可操作。上台阶时:小车轮在前,将握把向后下方拉,脚踩后倾杆,使小车轮抬起上台阶,握把向前上方用力抬举,顺势将大车轮滚上台阶、推进。下台阶时:大车轮在前,将握把向后下方拉,使小车轮抬起,大车轮沿台阶轻轻滚下,然后再调转方向、推进。

(2)上下楼梯。推轮椅上下楼梯时,以确保患者安全和相对舒适为原则,要求至少二人合作。上楼梯时:大车轮在前,一人将轮椅握把向后下方拉,另一人抓腿架抬起小车轮,依靠大车轮逐级拖上台阶。下台阶时:小车轮在前,一人抓腿架抬起小车轮,另一人将轮椅握把向后下方拉并适当制动轮椅,使大车轮沿台阶逐级下滑。

3. 轮椅使用的康复护理

使用前全面检查轮椅各部件性能，以保证使用顺利。使用中注意，患者从轮椅站立或移位时，必须先将闸制动防止滑脱跌伤。乘坐轮椅姿势要正确，身体置于椅座中部，抬头背向后靠，身体不能保持平衡者应系安全带避免因不平衡发生意外。长时间乘坐轮椅者，要特别注意预防压疮。还应注意戴无指手套，以减少轮圈对手掌的摩擦。

三、矫形器和假肢使用的理论与实践

1. 矫形器的使用

矫形器是指在人体生物力学的基础上，作用于躯干、四肢、踝足等部位的体外附加装置。由于需要矫形器的部位和作用差别很大，矫形器制作的针对性很强，需要根据患者的实际情况制定处方。

（1）矫形器的作用。矫形器能够固定病变的脊柱和四肢关节，缓解痉挛，解除疼痛，减轻肢体局部承重，促进炎症消退、病变和骨折的愈合，矫正畸形或抑制畸形发展，限制关节异常活动，利用牵引装置缓解神经压迫，解除肌肉痉挛，代偿肢体部分运动功能。①稳定和支持。限制关节异常活动，保持关节稳定，恢复其承重功能，发挥良好的运动功能。如使用膝踝足矫形器来稳定膝踝关节，以利步行。②固定和保护。固定和保护病变肢体及关节，防止畸形、挛缩和促进组织愈合。如骨折后的各种固定矫形器。③预防、矫正畸形。多用于肌力不平衡、静力作用引起的骨、关节畸形。④减轻轴向承重。矫形器可以部分承担体重，减轻肢体或躯体负荷。如坐骨承重矫形器用于治疗股骨头无菌性坏死。⑤抑制站立、步行中的肌肉反射性痉挛。如硬踝足塑料矫形器可防止步行中出现痉挛性马蹄内足，改善步行功能。⑥改进功能。改进患者步行、进食等日常生活和工作能力。

（2）分类。矫形器可分为固定式和功能性矫形器两大类：前者主要用于矫形和保护；后者主要是发挥残留肢体的功能。矫形器还可按照作用的部位分为三类：上肢矫形器。包括下肢矫形器、脊柱矫形器。①上肢矫形器：手指矫形器、拇指腕关节矫形器（管状型）、肘关节固定矫形器、肩外展矫形器。②下肢矫形器。包括踝足矫形器、膝踝足矫形器、髋矫形器。③脊柱矫形器。包括颈椎矫形器、胸椎矫形器、腰椎矫形器、骶骨矫形器。

（3）使用矫形器的护理。①装配矫形器前的护理。主要包括：心理护理，装配前患者通常对矫形器充满好奇和畏惧，护理人员应做好患者的心理护理，解除患者的疑虑，使患者能够更快地投身于装配后的训练中；宣传教育，应向患者和家属介绍矫形器的有关知识，为矫形器的装配和使用打下基础；指导患者正确着装，为方便矫形器的穿戴，患者应该穿着宽松、柔软、易于穿脱的服装。②装配矫形器后的护理。主要包括：教会和训练患者正确使用矫形器，认真向患者和家属介绍矫形器的使用方法，包括教会患者穿脱矫形器以及进行相应的功能训练；确保足够的佩带时间，不同的矫形器需在不同时间佩带，如白天、夜间或昼夜佩带，充分向患者及家属说明，以取得他们的合作；预防压疮佩带矫形器易造成局部皮肤受压出现压疮，在佩带过程中应注意检查局部皮肤有无发红、疼痛、破损等。

2. 假肢的使用

假肢是用于弥补因先天性肢体缺损和后天性伤病截肢所致的肢体部分或全部缺失的人工肢体。

（1）上肢假肢。上肢是进行日常生活和精细活动的主要人体部分，所以上肢假肢的基本要求为外观逼真、动作灵活、功能良好、轻便耐用、穿脱方便。①康复评估。首先对残肢局部进行评估，包括：残肢有无畸形、有无神经瘤、皮肤是否完整、有无溃疡创面感染、有无瘢痕、关节活动是否受限以及肌群肌力是否良好等。其次，测量残肢长度，残肢长度直接影响到假肢的安装及装配后的功能恢复。②康复训练。穿戴假肢（手）前的训练：当截肢手为利手时，首先要进行更换利手的训练。先从日常生活动作开始，然后过渡到手指的精细协调动作训练，最终使截肢侧能完全替代利手的功能。穿用假肢（手）的训练：首先教会患者认识上肢假肢的名称和用途，其次学会穿脱和使用假肢。

（2）下肢假肢。下肢的主要功能是承重、平衡、站立和步行。功能良好的下肢假肢除了外观逼真、轻便耐用、操纵简便以外，还应具有适合的长度、良好的承重功能和生物力线，以保证截肢患者安装假肢后步行平稳，步态良好。①康复评估。主要包括身体功能评估，如皮肤情况、残肢畸形及程度、残肢长度测量、残端形状、关节活动度、肌力检查和神经瘤情况等。②康复训练。主要包括临时假肢和永久性假肢的安装及康复训练。截肢后临时假肢的安装及康复训练：一般在截肢术后 2 周，拆线后即可安装临时假肢。主要训练内容包括：穿脱临时假肢训练；平衡训练，包括在平行杠内进行单足或双足站立保持平衡训练；迈步训练，开始从假肢侧迈半步负重，逐渐过渡到整步负重，然后假肢负重，再训练健侧迈步；侧方移动训练；上下阶梯及坡道训练。永久性假肢的安装及康复训练：通过应用临时假肢进行系统性训练后，残肢已良好定型，在身体的平衡性、灵活性及步态均较满意的情况下，即可装配永久性假肢。一般在临时假肢应用后的 2～3 个月，根据患者的情况进行调整。该阶段主要针对永久性假肢进行适应性训练，强化下肢的肌力和运动功能，加强平衡功能、协调功能以及步态的训练。主要训练内容包括：穿脱假肢训练；起坐和站立训练；平等杠内训练；实用性动作训练。

（3）装配假肢的康复护理。①装配前心理护理。对患者进行耐心的心理疏导，使他们能够树立起战胜疾病的勇气。让他们了解通过安装假肢能最大限度地恢复生活的自理能力，以取得他们的积极配合。②装配后功能训练和使用训练。装配假肢后应及时开始功能训练，必须学会正确的使用方法才能发挥假肢的最大功能。下肢假肢主要训练患者使用假肢时的正确步态，上肢假肢主要训练其操控能力及假手的使用。③残端护理。保护好残端是保证患者能够长期穿戴假肢的关键之一。应注意保护残端皮肤，及时处理残端的损伤，保持残端清洁，保证接受腔的适配。④假肢的维护。教会患者及家属假肢的日常保养，做好接受腔及其他部分的维护。

第五章 老年常见疾病康复护理研究

第一节 神经系统疾病的康复护理研究

一、颅脑损伤康复护理理论解析与实践

1. 概述

颅脑损伤是指头颅部特别是脑受到外力打击所造成的脑部损伤，可导致意识障碍、记忆缺失及神经功能障碍。颅脑损伤比较常见，占全身各部位损伤的10%~20%，仅次于四肢损伤，居第二位。但颅脑损伤常与身体其他部位损伤复合存在，其致残率及致死率均居第一位。颅脑损伤根据头皮、颅骨、硬脑膜和脑是否与外界相通分为开放性颅脑损伤和闭合性颅脑损伤两大类；根据外伤形态分为头皮损伤、颅骨损伤和颅内损伤三大类；根据伤情轻重不同可分为轻型、中型、重型、特重型四大类。老年人由于退行性变化以及骨质疏松，比较容易发生颅脑损伤。

2. 临床表现

颅脑损伤患者可因损伤部位和伤情轻重不同而出现程度不同的神经功能障碍和精神异常，轻者如头痛、眩晕、失眠、烦躁、记忆力减退，重者如意识障碍、智力障碍、感觉障碍、言语障碍和精神心理异常。有些患者甚至长期昏迷不醒，或呈植物状态生存。颅脑损伤的临床表现是由受伤的程度决定的，轻微颅脑损伤可仅有头皮血肿，严重脑外伤的症状可出现以下表现。

(1) 重度颅脑损伤。①急性期。损伤发生后1个月。中枢神经系统损伤后72小时就开始出现可塑性变化。头痛、恶心、呕吐，头痛呈持续性胀痛，呕吐一般为喷射性呕吐。此期患者可出现意识障碍，如遗忘症和精神萎靡等表现。生命体征如血压、心率、呼吸、瞳孔大小等亦可改变，同时也可呈头晕、

目眩、耳鸣、记忆力减退等临床症状。②恢复期。损伤发生后 1~3 个月，为中枢神经系统自然恢复期，有较强的可塑性。此期表现为急性期常见症状有所减轻，生命体征趋向稳定。此期的精神障碍多伴有器质性损害的病理基础，表现为各种妄想、幻觉、人格改变和性格改变等。③后遗症期。损伤发生 3 个月以后。可出现脑外伤后综合征、复杂多样的功能障碍及长期制动导致的失用综合征。

（2）癫痫。癫痫是颅脑损伤后常见的并发症。各种类型的颅脑损伤皆可导致癫痫发作，但开放性颅脑损伤后癫痫发生率明显高于闭合性颅脑损伤。闭合性颅脑损伤患者中有 1%~5% 发生癫痫；而开放性颅脑损伤患者的癫痫发生率可高达 20%~50%。

3. 主要功能障碍

（1）认知障碍：表现为记忆障碍、智力障碍、定向力障碍、失认症等。

（2）运动障碍：表现为瘫痪、运动失调、震颤等。

（3）感觉障碍：表现为浅感觉、深感觉障碍等。

（4）言语障碍：表现为失语症和构音障碍等。

（5）意识障碍：重者表现为昏迷。

（6）心理和社会行为障碍：表现为抑郁、焦躁、情感及行为障碍等。

（7）其他障碍：如自主神经功能障碍、面肌瘫痪、失用综合征等。

4. 康复评估

（1）脑损伤严重程度的评估。颅脑外伤的严重程度在早期是以意识障碍的程度来反映的。当患者意识清楚之后则可通过伤后遗忘时间来测定。①意识障碍期损伤程度的评估。格拉斯哥昏迷量表（Glasgow coma scale，GCS）作为国际公认的量表，不仅可以区分昏迷严重程度以判断急性损伤期意识情况，对颅脑外伤的预后也有估测意义。其总分为 15 分，8 分以下为昏迷；3~5 分为特重型损伤；6~8 分为严重损伤；9~12 分为中度损伤；13~15 分为轻度损伤。②连续记忆恢复后损伤程度的评估。患者意识清醒后可以通过伤后遗忘评估损伤程度。伤后遗忘是指受伤后记忆丧失到记忆恢复所需的时间。患者是否恢复了记忆可以通过盖尔维斯顿（Galveston）定向遗忘试验（GOAT）进行检查。通过提问表格中的问题，检查患者的记忆。回答错误予以扣分，100 分减去总扣分为 GOAT 分。正常为 100～75 分；异常边缘为 74～66 分；异常为 66 分以下。根据伤后遗忘时间可以评估脑损伤的程度，在 5 分钟之内为极轻度损伤；5～30 分钟为轻度损伤；1～24 小时为中度损伤；1～7 天为重度损伤；1～4 周为很重度损伤。

(2) 功能及预后评测的评估。①格拉斯哥预后量表（Glasgow outcome scale，GOS）。根据患者能否恢复工作、学习，生活能否自理，分为 5 个等级：死亡；植物状态，无意识，伴有觉醒，可有睁眼、吸吮、呵欠与局部运动反应；严重残疾，有意识，但认知、言语和躯体运动有严重障碍，患者 24 小时需要人照顾；中度残疾，在日常生活、家庭与社会活动上均能独立，但仍有残疾，患者表现为记忆或性格改变、轻偏瘫、吞咽困难、共济失调、继发性癫痫或颅神经麻痹；恢复良好，患者能重新进入正常社交生活，并能恢复工作，但可能有轻度后遗症。

②残疾分级量表（disability rating scale，DRS）。包括一个逆向 GCS，附加基本功能技巧、就业能力和总依赖水平的检测。DRS 主要用于中度和重度残疾的颅脑损伤患者，目的是评估功能状态及随时间所发生的变化。

(3) 运动功能评估。颅脑损伤后常发生广泛和多发性损伤，出现痉挛、挛缩、瘫痪、共济失调和震颤等现象，一般是由上运动神经元损伤所致。其中瘫痪可累及所有肢体，初期多为软瘫，后期多为痉挛。肢体的运动功能常采用 Brunnstrom 六阶段评估法，可简单分为：Ⅰ期——迟缓阶段；Ⅱ期——出现痉挛和联合反应阶段；Ⅲ期——连带运动高峰阶段；Ⅳ期——异常运动模式阶段；Ⅴ期——出现分离运动阶段；Ⅵ期——正常运动阶段。

运动功能评估主要用于评估肌张力、肌力、协调能力、平衡能力、步行能力等。评估方法包括徒手肌力评估、定量平衡功能评估、步态分析等。

(4) 脑神经功能评估。评估患者嗅神经、视神经、面神经、听神经等功能是否出现障碍，检查有无偏盲或全盲、有无眼球活动障碍、面神经瘫痪或听力障碍等。

(5) 言语功能评估。颅脑损伤后的言语运动障碍常见的有构音障碍和言语失用，表现为患者言语缓慢，辅音不准，吐字不清等。另有一种常见的言语障碍，即言语错乱，其特点为词汇和语法的运用基本正确，但时间、空间、人物定向障碍十分明显，不配合检查，且不能意识到自己的回答是否正确。

（6）认知功能评估。颅脑损伤患者常见的认知障碍有记忆障碍和知觉障碍。记忆障碍包括近记忆障碍和远记忆障碍，近记忆障碍可采用物品辨认—撤除—回忆法评估，远记忆障碍可采用 Wechsler 记忆评价试验。知觉障碍可采用 Rivermead 知觉评价表评估。

（7）情绪行为评估。颅脑损伤患者情绪障碍方面主要表现为焦虑、抑郁、情绪不稳定、易冲动、神经过敏、呆滞、思想幼稚、无积极性等。行为障碍方面主要是行为具有攻击性、幼稚、反社会性、丧失自知能力、类妄想狂、强迫观念等。行为障碍的评估主要通过行为记录。行为记录的目的主要是发现患者不恰当的行为及其发生频率，以便为行为治疗制定目标。

（8）日常生活活动能力评估。日常生活活动能力，是对患者进食、洗澡、修饰、穿衣、控制大便、控制小便、如厕、床椅转移、平地行走及上下楼梯等 10 项日常生活活动的独立程度进行评估。满分 100 分，超过 60 分表示有轻度功能障碍，能独立完成部分日常生活活动，需要部分帮助；41～60 分表示有中度功能障碍，完成日常生活活动需要极大的帮助；低于 40 分表示有重大功能障碍，大部分日常生活活动能力不能完成，依赖明显。

5. 康复治疗与护理

（1）急性期的康复治疗与护理。

①呼吸管理。呼吸管理是颅脑损伤全身管理的重要一环。当颅脑损伤累及呼吸中枢时，可导致呼吸障碍，使得呼吸道内的分泌物无法排出，易并发肺炎，从而又进一步加重呼吸障碍。因而此类患者常需要做气管插管和气管切开，实施人工呼吸或机械呼吸，这就要求对呼吸障碍进行严格的管理，防止呼吸道阻塞和肺部感染。保持呼吸道通畅可以采取定时变换体位、进行体位引流、拍打背部等措施。

②定时变换体位。昏迷状态使患者的体位长期固定，这样不仅易产生压疮，而且会导致关节的畸形挛缩。经常进行体位转移，保持良好的肢体位置，如每 2 小时进行 1 次体位转移，有助于预防肺部感染和促进其康复。

③关节被动活动。颅脑外伤所造成的去大脑及去皮质强直可以导致肌张力异常增高，再加上昏迷造成关节长期不能活动，很容易发生肌肉及关节挛缩、

畸形。因此保持各关节功能位置，定期进行关节被动活动、保证关节的活动范围是十分必要的。一般每次可被动活动全身肢体各关节 3～5 次，每日 1～2 次。活动时注意手法轻柔，避免造成患者疼痛和损伤。

④坐位训练。早期坐位训练应根据患者的病情而定，病情重、昏迷深、并发症多、颅内压持续高于 24 mmHg 者，应严禁坐位。而病情轻、昏迷浅、并发病少、颅内压稳定在 20 mmHg 以内者，可在严密的观察下逐步坐起。头部的位置可 15°、30°、45°、60°、75°、90°分阶段进行。在坐起过程中，一旦出现意识障碍加重应立即停止。

（2）恢复期的康复治疗与护理。

①认知障碍的康复训练，失认症的康复护理。

单侧忽略训练。护理人员与患者交谈及做治疗时尽可能站在患者忽略侧，将患者急需的物体故意放在患者忽略侧，促使他注意。

加强患侧感觉输入。护理人员利用口语、视觉、冷热刺激、拍打、按摩等感觉输入，使患者注意患侧的存在。

躯干旋转及双手十字交叉活动。利用躯干向忽略侧旋转，向健侧翻身，鼓励患者利用患侧上下肢向前伸，让患者做十字交叉活动及双手对称活动，以提醒患者意识到忽略侧的存在。

视觉空间失认训练。颜色失认：用各种具有鲜艳色彩的图片和拼版，先让患者进行辨认、学习，再进行颜色匹配和拼出不同颜色的图案，反复训练。面容失认：先用亲人的照片，让患者反复看，然后把亲人的照片混放在几张无关的照片中，让患者辨认出亲人的照片。方向失认：让患者自己画钟表、房屋，或在市区图上画出回家路线等。结构失认：让患者按治疗人员要求用火柴、积木、拼版等构成不同图案。

格斯特曼综合征训练。左右失认即反复辨认身体的左方或右方，再辨认左方或右方的物体。手指失认：反复给患者手指以触觉刺激，让其呼出手指的名称。失读：让患者按自动语序，辨认和读出数字，让患者阅读短句、短文，可给予提示，让他理解其意义。失写：辅助患者书写字、词、短句，由易到难，并解释其意义，着重训练健手书写。身体失认：训练时可用人的轮廓图或人体模型让患者学习人体的各个部分及名称，再用人体拼版让患者拼配，同时，刺激患者身体某一部分，让其呼出这一部分的名称等。

②失用症的康复护理。结构性失用：训练患者对家庭常用物品的摆放，临摹平面图或用积木排列立体结构的图，由易到难，可给予暗示和提醒。运动失用：如训练刷牙，可把刷牙动作分解，示范给患者看，然后提示患者一步一步完成或手把手地教患者。反复训练，改善后减少暗示、提醒，并加入复杂的动作。穿衣及步行失用：可用暗示、提醒指导患者穿衣、走路，甚至可一步一步地用语言指示并手把手地教患者穿衣、走路，最好在上下衣和衣服左右作上明显的记号以引起注意。反复训练，并给予适当的鼓励。意念性失用：可通过视觉暗示帮助患者，如泡茶后喝茶。以后逐渐设法触动无意识地自发运动，或通过触觉提示完成一系列动作。

③记忆力训练。内在记忆法：利用视意象方法、首词记忆法、编故事法帮助记忆。外在辅助物记忆法：利用笔记本、时间表、地图、闹钟、手表、清单、记号、标签等帮助记忆。

④注意力训练。猜测游戏：取两个杯子和一个弹球，由训练者将杯子扣在弹球上，让患者指出球在哪个杯里。反复数次，如无误差，增加难度。删除作业：在白纸上写汉字、拼音或画图形等，让患者用笔删去指定的汉语、拼音或图形，反复多次无误差后，可增加汉字的行数或词组，训练患者。时间感：给患者秒表，要求患者按指令开启秒表，并于 10 秒内自动按下停止秒表。以后延长至 1 分钟。当误差小于 2 秒时改为不让患者看表，开启后心算到 10 秒停止，然后时间可延至 2 分钟，当每 10 秒误差不超过 1.5 秒时，改为一边与患者讲话，一边让患者进行上述训练，要求患者尽量不受讲话影响分散注意力。数目顺序，让患者按顺序说出或写出 0 和 10 之间的数字，或看数字卡片，让其按顺序排好。

⑤运动障碍的康复训练。痉挛：可采取某些姿势抑制痉挛，如仰卧屈髋屈膝、坐位等；可使用肌松弛药物，丹曲林最有效，用法是每日 25 g，每 2 周增加 25 g，六周无效停用；按摩也可以调节运动中枢兴奋状态，缓解肌紧张，按摩时手法从轻逐渐加强，每次约半小时；其他如针刺、穴位注射、温泉浴等均可起到良好的效果。基底核综合征：可用氟哌啶醇、吩噻嗪，肌紧张障碍可用抗组胺药、抗胆碱药或地西泮。瘫痪的康复，早期应鼓励患者先从屈曲性联合

运动开始,后期当这种联合运动干扰正常活动时则应发展伸肌联合运动来抑制屈肌联合运动。训练时应同时运用多种刺激来引发随意运动,如利用听觉(说明动作的组成)、视觉(患者注视如何做)、触觉(治疗师用于接触患者肢体)、对本体感受器的刺激(牵拉或挤压关节、活动中刺激肌腱)等。随意运动出现后则应加强肌力练习,尤其应注意发展伸肌肌力。必要时应教会患者使用各种助行工具等。自理生活困难者应学会使用各种辅助工具。

⑥行为障碍的康复与护理。强化是在行为出现之后采取任何一种能促使该行为重复出现的措施;惩罚是在行为出现之后采取一种能使该行为尽量少出现的措施。两者是行为治疗的重要手段。日常生活中我们常见到的强化是注意和表扬。当行为障碍的患者出现恰当行为,或很长时间没有出现不恰当行为时,可以给予患者喜爱的食物,如巧克力、饮料等,并同时予以表扬,也可给患者以优惠或特许,如看电影。当患者出现不恰当的行为时,系统地撤销过去给予的他所喜爱的强化物是常用的一种惩罚。例如某患者原来得到的优惠是每周看一次电影,当他对别人进行人身攻击时,应该取消优惠直到恢复正常为止。消除是指行为得不到强化而自动减弱或消失。如当患者出现不当行为时,把他带至空房子停留 2~5 分钟,或把他带到房子的另一端,也可采取不予理睬的方法,使其行为得不到加强而逐渐消失。

⑦言语障碍的康复护理。言语障碍的康复治疗及护理详见本书第四章相关内容。

⑧心理康复护理。患者从过去健康的身体、正常的工作和生活情况下,突然转变为肢体功能障碍,需要他人照顾,心理上面临巨大的打击和压力,常表现出消沉、抑郁、悲观和焦虑,甚至会产生轻生的念头或其他异常的行为举止。因此,对这些有情绪、行为障碍的患者,应多与其交谈,在情感上给予支持和同情,行动上设法为其改变困难处境。对患者进行行为矫正疗法,使患者通过不断学习,消除病态行为,建立健康行为,并能面对现实,学会放松,逐步消除恐惧、焦虑与抑郁。同时也应鼓励患者尽可能做力所能及的事情,逐步学会生活自理。

⑨康复教育。指导患者进行全面康复训练,既要选择适当的运动疗法进行反复训练,又必须进行认知、心理等其他康复训练,并持之以恒。社区家庭康

复护理，能提高家庭参与训练的意识与能力，指导家属或陪护人员掌握基本的训练方法和原则，使其了解训练的长期性、艰巨性及家庭康复的优点和意义，保证患者在家庭中得到长期、系统、合理的训练。

二、脊髓损伤康复护理理论解析与实践

1. 概述

脊髓损伤是指由各种致病因素引起的脊髓结构、功能的损害，造成损伤平面以下脊髓神经功能障碍。脊髓损伤是脊柱骨折脱位最严重的并发症，发生率很高，多发生于颈椎下部和胸腰段。脊髓损伤按损伤部位不同可分为颈脊髓损伤（四肢瘫）和胸、腰脊髓损伤（截瘫）；按损伤严重程度不同可分为完全性损伤和不完全性损伤。

2. 临床表现

脊髓损伤可因损伤部位和程度不同而有不同表现。

（1）脊髓损伤。主要表现为受伤平面以下单侧或双侧感觉、运动、反射的全部或部分丧失，可出现随意运动功能丧失，也可导致四肢瘫或截瘫。

（2）脊髓圆锥损伤。主要表现为会阴部皮肤鞍状感觉缺失，括约肌功能丧失，大小便不能控制，性功能障碍。两下肢的感觉、运动正常。

（3）马尾神经损伤。主要表现为损伤平面以下迟缓性瘫痪，感觉和运动障碍，括约肌功能丧失，腱反射消失。

3. 主要功能障碍

（1）运动障碍。表现为肌力、肌张力、反射的改变，颈段的脊髓损伤导致的四肢瘫和胸、腰段脊髓损伤导致的截瘫。

（2）感觉障碍。表现为脊髓损伤平面以下感觉异常或感觉的减退、消失。

（3）自主神经功能障碍。表现为排汗功能和血管运动功能障碍。

（4）括约肌功能障碍。表现为膀胱括约肌和肛门括约肌功能障碍引起的尿潴留、尿失禁和排便障碍。

（5）其他障碍。如循环障碍、呼吸障碍、日常生活活动能力障碍及心理障碍等。

4. 康复评估

(1) 损伤水平评估。①确定神经损伤水平。神经损伤水平是指保留身体双侧正常感觉、运动功能的最低脊髓节段水平。该平面是根据关键性的运动或感觉特征来确定。例如 C_6 损伤（C、T、L、S 分别表示颈、胸、腰、骶部）意味着 C_6 及以上（$C_5 \sim C_1$）节段仍然完好，C_7 及以下（$C_8 \sim S_5$）节段有损伤。②损伤程度评估。根据 ASIA 的损伤分级（见表 5-1）来判定最低骶节（$S_4 \sim S_5$）有无残留功能。残留感觉功能时，刺激肛门皮肤与黏膜交界处有反应或刺激肛门深部有反应；残留运动功能时，肛门指诊时外括约肌有随意收缩。完全性损伤时，既无感觉也无运动功能，可有部分保留区，但不超过 3 个节段；不完全性损伤，有感觉或运动功能，有部分保留区超过 3 个节段。目前常用的 Frankel 分类法（见表 5-2），不仅可作为损伤类型的分类标准，而且可用于判断恢复情况。A→E 的方向表示好转，跨越的级别越大，恢复越显著，反之表示恶化。

表 5-1 ASIA 的损伤分级

分级	损伤程度	临床表现
A	完全损伤	$S_4 \sim S_5$ 无感觉和运动功能
B	不完全损伤	损伤水平以下，$S_4 \sim S_5$ 有感觉功能但无运动功能
C	不完全损伤	损伤水平以下，运动功能存在，大多数关键肌肌力<3 级
D	不完全损伤	损伤水平以下，运动功能存在，大多数关键肌肌力≥3 级
E	正常	感觉和运动功能正常

表 5-2 Frankel 分类法

分级	脊髓损伤类型	运动感觉
A	完全性	无任何感觉或运动功能
B	不完全性	仅保留感觉功能，损伤水平以下的任何感觉均保留，但无运动功能
C	不完全性	保留运动，但无功能，感觉可保留或不保留
D	不完全性	保留运动功能，保留随意的、有用的运动功能
E	完全恢复	感觉或运动功能完全恢复，但仍可有异常反应

(2) 运动功能评估。①肌力评估。常用的肌力测定方法有徒手肌力评估和器械测试两大类。徒手肌力评估常采用 Lovett 分级法评估标准（见表 5-3）。器械测试常采用相应器械进行握力测试、捏力测试、背拉力测试、四肢各组肌群的肌力测试。

表 5-3 Lovett 分级法评估标准

分级	名称	评级标准
0	零	无可见或可触知的肌肉收缩
1	微弱	可触及肌肉的收缩，但不能引起关节活动
2	差	解除重力的影响，能完成全关节活动范围的运动
3	可	能抗重力完成全关节活动范围的运动，但不能抗阻力
4	良好	能抗重力及轻度阻力，完成全关节活动范围的运动
5	正常	能抗重力及最大阻力，完成全关节活动范围的运动

②关节活动度测定。使用关节活动度测定仪测定并记录。用以评价关节运动功能损害的范围及程度，并作为制定康复计划及评价康复效果的依据之一。

(3) 感觉功能评估。采用 ASIA 的感觉指数评分来评估感觉功能。选择 $C_2 \sim S_5$ 共 28 个节段的关键感觉点，分别检查身体两侧各点的痛觉和轻触觉，感觉正常为 2 分，异常（减退或过敏）为 1 分，消失为 0 分。每侧每点每种感觉最高为 2 分。每种感觉一侧最高为 56 分，左右两侧最高为 112 分。两种感觉得分之和最高可达 224 分。分数越高表示感觉越接近正常。

(4) 心理、社会状况评估。脊髓损伤患者因有不同程度的功能障碍，患者会产生严重的心理负担及社会压力，对疾病康复有直接影响。要评估患者及家属对疾病及康复的认知程度、心理状态、家庭及社会的支持程度。

5. 康复治疗与护理

(1) 急性期的康复治疗与护理。伤后 2～12 周为急性期，亦称卧床恢复期，应进行脊髓制动，训练及翻身时要在损伤局部进行保护（如用胸腰围等），避免妨碍脊椎稳定性的动作。脊髓损伤康复在早期即应开始，为今后的全面康复创造良好的基础。

①体位的摆放。侧卧位：双肩均向前伸，呈屈曲位，一侧肩胛骨着床。肘

关节屈曲。前臂旋后，上方的前臂放在胸前的枕头上。腕关节自然伸展，手指自然屈曲，躯干后部放一枕头给予支持。位于下方的髋、膝关节可伸展，上方髋、膝关节屈曲放在枕头上。踝关节自然背屈。下方踝关节下垫一枕头防止踝关节跖屈内翻。仰卧位：四肢瘫患者上肢肢位，肩下垫枕，确保两肩不致后缩，双上肢放在身体两侧的枕头上，使肘关节呈伸展位，腕关节背伸约45°以保持功能位；四肢瘫或截瘫下肢肢位，髋关节伸展，在两腿之间放1~2个枕头以保持髋关节轻度外展。膝关节伸展，但要防止过度伸展。双足底抵住护足板使踝关节背屈，足跟放一垫圈以防压疮。

②关节被动运动训练瘫痪肢体。在康复医师的指导下，对瘫痪肢体的关节每天进行关节的被动运动训练，每天1~2次。每一关节在各轴向活动20次即可，以防止关节挛缩和畸形的发生。

③呼吸及排痰。对颈脊髓损伤合并呼吸肌麻痹的患者，应协助并指导训练腹式呼吸运动及咳嗽、咳痰能力，以及进行体位排痰训练，以预防及治疗肺部感染，促进呼吸功能。

④体位变换。脊髓损伤患者应根据病情变换体位。一般每2小时变换一次，以防压疮形成。变换体位前应向患者家属说明其目的和要求，取得患者及家属的理解和配合。变换时，仔细检查患者全身皮肤状态，有无局部压红、破溃，皮温情况、肢体血液循环情况，并按摩受压处。对颈髓损伤患者应注意轴间翻身以维持脊柱的稳定性。

⑤大、小便的处理。脊髓损伤后1~2周内多采用留置导尿的方法，指导并教会患者定期开放尿管，一般每3~4小时开放1次，嘱患者做排尿动作，主动增加腹压或用手按压下腹部使尿液排出。应保证每天水摄入量在2 500~3 000 ml，预防泌尿系统感染，以后可根据病情采用间歇导尿法。便秘患者可用润滑剂、缓泻剂、灌肠等方法。

(2) 恢复期的治疗与护理。

①上肢功能训练。要充分发挥上肢肌肉残存功能的作用，如C_5损伤的患者利用肱二头肌的屈肘功能进行床上翻身和佩带辅助用具完成进食等动作；C_6损伤的患者由于增加了伸腕的功能，能完成更多的日常生活活动，如穿衣、沐浴、大便、转移及推轮椅等；C_7损伤的患者增加了伸肘的功能，使得功能独立

性大大提高，能够支撑身体做减压动作，但由于没有手的功能，仍需辅助具替代手抓握功能；C_8损伤的患者具有手功能，协调性稍差，可进行相应的作业治疗以提高手的精细功能。

②肌力训练。着重于三角肌、背阔肌、肩胛肌和上肢肌的训练，为使用轮椅及持拐步行做准备。卧床期间在不给损伤部位造成不良影响的前提下，可采用拉力器在床上进行，可取双手持拉力器从头上、前方、腰部三个起始位向左右拉开。

③肢体的功能位及关节被动运动。这是预防挛缩的重要方法。上下肢置于功能位，双足上方各置一床架，被子盖于其上，以防垂足的发生。做被动动作手法要轻柔，保证无痛，各个关节都要做到，每天至少 2 次。

④翻身训练。向左侧翻时，先将右腿放在左腿上，向左翻转上身成半侧卧位，扭转身体呈俯卧位。患者进行床上侧方移动时，先将头肩移向一侧（如向右），两手抱自己的腰向右移，再双手分别抱右腿、左腿右移。纵向移动时，侧卧位面稍转向上方，下边的上肢以肘支撑，上边的上肢以手在后方支撑，用双上肢将全身上提，或利用床栏杆向上移动。

⑤转移训练。包括上下轮椅及驱动轮椅两个方面。被动起坐能保持 15～30 分钟者，可在辅助下乘坐轮椅。脊髓损伤 3～4 个月内开始进行轮椅训练。C_7 以下损伤用撑起动作完成向前、向后移动来上下轮椅；C_7 以上损伤取坐位，身体重心放在一侧，另侧臀部前移，重心移向对侧，这侧臀部前移，如此来回移动来上下轮椅。驱动轮椅训练包括在不同路面（柏油路→沙地→石子地→坡地）的训练。应注意，使用轮椅进行转移前一定要先上刹车，确保安全；训练患者熟练掌握闸的使用；抬臀的同时躯体前倾低头，尽量保持重心平衡。

⑥坐位平衡训练。坐位平衡是转移和站立平衡的基础。首先练习屈髋、伸膝坐位，身体需稍前屈（先由别人辅助做，后独立完成）之后，使躯干向前、后、左、右倾斜，进行梳头、拍手、坐位投球练习及平衡体操。为完成床、轮椅、便器之间的转移动作，必须坐稳，撑起动作的练习（即伸膝坐位，躯干前倾，手掌贴床，伸肘使臀部离床并向后提起）很重要。一般 C_7 以下损伤可完成。开始时可由康复人员辅助托起臀部，以后逐渐减去辅助，还可使用双侧支撑器，以后逐渐脱离。撑起动作对于预防坐骨部褥疮也很重要。

⑦步行训练。对不完全性损伤患者应重视此项训练。开始站立需安装支具、有人保护或采用一定器具作为支撑,逐渐增加站立时间。练习平行杠步行为四点步走→两点步走→拖步走→小摆动步走→大摆动步走,再过渡到扶腋杖站立、行走,训练步骤同上。在站立或步行训练中需选择合适的下肢支具。

⑧中医康复治疗。可用针灸、推拿等中医疗法舒筋活络,促进血液循环,在中医师的指导下,酌情进行动静功训练、运动导引操训练,促进康复。

⑨心理康复护理。脊髓损伤的患者伤后会产生一系列的心理社会问题,如家庭和患者对残疾的认识与接受程度、患者个人产生抑郁、独立生活问题、教育及就业问题等。康复工作者应对这些问题有全面了解,争取患者及其家属的合作,最大限度地调动患者参与康复的积极性,以提高其生活质量。

⑩康复教育。要告知患者及家属活动各个关节,尤其是瘫痪部位以下大小关节均需要活动,活动时动作需轻柔;对瘫痪患者每2小时翻身一次,预防压疮,骨突处要进行适当按摩;多吃蔬菜水果,在保证营养的前提下能保持大便通畅,必要时服用一些蜂蜜、缓泻药等;在早期进行转移或活动训练时应有人保护,防止摔倒外伤;注意活动后双下肢有无肿胀,有无青紫,如有要停止活动并及时就诊;要安慰患者安心养病,鼓励患者树立战胜残疾的信心。

三、周围神经损伤康复护理理论解析与实践

1. 概述

周围神经损伤是由于周围神经丛、神经干或其分支受外力作用而发生的损伤。周围神经多为混合神经,包括运动神经、感觉神经和自主神经。周围神经损伤分为神经失用、轴突断裂和神经断裂三大类。

2. 临床表现

周围神经损伤后,临床上主要表现为不同程度的运动、感觉障碍,同时会有肢体营养障碍和自主神经系统紊乱等表现。

(1)运动障碍。表现为迟缓性瘫痪、肌张力降低、肌肉萎缩、抽搐等,引起日常生活、工作中某些功能性活动能力障碍。

(2)感觉障碍。包括主观感觉障碍和客观感觉障碍。主观感觉障碍又包括感觉异常、自发疼痛和幻痛;客观感觉障碍包括感觉丧失、感觉减退、感觉过

敏、感觉过度和感觉倒错。

（3）反射障碍。周围神经病损后，其所支配区域的深浅反射均有不同程度的减弱或消失。

（4）自主神经功能减弱。自主神经有刺激性病损时，出现皮肤发红、皮温升高、潮湿、角化过度及脱皮等症状；有破坏性病损时，则表现为皮肤发绀、冰凉、干燥无汗等症状。

3. 主要功能障碍

主要功能障碍有运动障碍、感觉障碍、反射障碍和自主神经功能减弱。

4. 康复评估

（1）运动障碍评估。要根据病史和检查材料，做肌力测定，关节活动范围、患肢周径的测量和日常生活活动能力的测定。评估上肢病损时应注意手的灵活性和精细动作的能力。评估下肢病损时要做步态分析，评估出运动障碍的程度和残存的潜力。运动功能恢复等级评估采用英国医学研究会提出的周围神经病损后运动功能恢复评估表（见表5-4）。

表5-4 周围神经病损后运动功能恢复评估表

恢复等级	评估标准
0级	肌肉无收缩
1级	近端肌肉可见收缩
2级	近、远端肌肉均可见收缩
3级	所有重要肌肉能抗阻力收缩
4级	能进行所有运功，包括独立的或协同的运动
5级	完全正常

（2）感觉障碍评估。主要是评估有无感觉障碍及感觉障碍的分布、性质、程度。评估时应耐心细致。感觉障碍的评估可参考英国医学研究会提出的周围神经损伤后感觉功能恢复评估表（见表5-5）。

表 5-5 周围神经损伤后感觉功能恢复评估表

恢复等级	评估标准
0 级	感觉无恢复
1 级	支配区皮肤深感觉恢复
2 级	支配区浅感觉和触觉部分恢复
3 级	皮肤痛觉和触觉恢复，且感觉过敏消失
4 级	感觉达到 3 级水平外，两点分辨觉部分恢复
5 级	完全恢复

（3）自主神经评估。自主神经功能障碍表现为皮肤潮红、皮温升高，或皮肤苍白、皮温降低等，常用发汗试验进行评估。

（4）反射评估。患者常表现为反射改变，深反射、浅反射减弱或消失。反射检查评估时需患者充分合作，并进行双侧对比检查。常用反射有肱二头肌反射、肱三头肌反射、桡骨骨膜反射、膝反射、踝反射等。

（5）日常生活能力评估。日常生活能力评估对了解患者的能力，制定康复计划，评价治疗效果，安排重返家庭或就业都十分重要。常用 Barthel 指数量表进行评估。

（6）电生理学评估。常用的检查有直流感应电测定、强度—时间曲线测定、肌电图检查、神经传导速度测定、体感诱发电位检查等。

5. 康复治疗与护理

（1）早期的康复治疗与护理。早期一般为发病后 5～10 天。首先要针对致病因素去除病因，减少对神经的损害，预防关节挛缩的发生，为神经再生做好准备。早期的康复治疗与护理要注意以下几个方面：①保持良好体位。应用矫形器、石膏托，甚至毛巾将受累肢体各关节保持在功能位，如垂腕时将腕关节固定于功能位背伸 20°～30°，垂足时将踝关节固定于功能位 90°等。②主动、被动运动。由于肿胀、疼痛、不良肢位、肌力不平衡等因素，周围神经损伤后常易出现关节挛缩和畸形，故受累肢体各关节早期应做全范围各轴向的被动运动，每天至少 1 次，以保持受累关节的正常活动范围。若受损程度较轻，则进行主动运动。③肿痛的护理。水肿与病损后血液循环障碍、组织液渗出增多有关。可抬高患肢、弹力绷带包扎、做轻柔的向心方向按摩及被动运动或冷敷等。④受损部位的保护。由于受损肢体的感觉缺失，易继发外伤，故应注意对受损部位的保护，如戴手套、穿袜子等。一旦出现外伤，可选择适当的理疗因子进行理疗，如红外线、超短波、微波等温热疗法。既有利于改善局部血液循环，促进水肿、炎症吸收，又有利于促进神经再生及伤口早期愈合。有条件时可用水疗。

（2）恢复期的康复治疗与护理。急性期有5～10天，炎症水肿消退后，进入恢复期。早期的治疗护理措施仍可选择使用，此期的重点是促进神经再生、保证肌肉的质量、增强肌力、促进感觉功能。恢复期的康复与治疗要注意以下几个方面。①肌力训练。受损肌肉肌力为0～1级时，由医护人员辅助患者循序渐进地进行被动运动、肌电生物反馈等治疗。受损肌肉肌力为2～3级时，可进行助力运动、主动运动及器械性运动，但运动员量不宜过大，避免肌肉疲劳。随着肌力逐渐增强，助力可逐渐减小。受损肌肉肌力为3～4级时，可协助患者进行抗阻力练习，以争取肌力的最大恢复，同时进行速度、耐力、灵敏度、协调性与平衡性的专门训练。②神经肌肉电刺激疗法。周围神经病损后肌肉瘫痪，可采用电刺激疗法以保持肌肉质量，迎接神经再支配。失去神经支配后第一个月，肌萎缩最快，宜及早进行电刺激，失去神经支配后数月仍有必要施用电刺激治疗。通常选用三角形电流进行电刺激，应注意治疗部位皮肤的状况和护理，防止感染或烫伤。③ADL训练。在进行肌力训练时，应注意结合日常生活活动性训练，如上肢练习洗脸、梳头、穿衣、伸手取物等动作训练；下肢练习踏自行车、踢球动作等。训练应逐渐增加强度和时间，以增强身体的灵活性和耐力。④作业疗法。根据功能障碍的部位及程度、肌力及耐力情况，进行相关的作业治疗。如下肢周围神经损伤患者可进行踏自行车、缝纫机等练习，上肢周围神经损伤患者可进行编织、打字、雕刻、缝纫、修理仪器等活动。练习过程中注意逐渐增加作业难度和时间，在肌力未充分恢复之前，用不加阻力的方法，要防止由于感觉障碍引起的机械摩擦性损伤。⑤感觉功能训练。患者若存在浅感觉障碍，可选择不同温度、不同质地的旧毛巾、丝绸、石子等，分别刺激健侧及患侧皮肤，增加浅感觉的刺激。训练时先让患者睁眼观察、体会，逐渐过渡到让患者闭眼体会、辨别，再进行触觉训练，然后是振动觉训练。若存在深感觉障碍，在关节被动运动或肌力训练过程中，应强调局部的位置觉及运动觉训练，让患者在反复比较中逐渐体会。⑥促进神经再生。可选用神经生长因子、维生素 B_1、维生素 B_6 等药物，以及超短波、微波、红外线等物理因子进行治疗，有利于损伤神经的再生。⑦心理康复护理。周围神经损伤患者，往往伴有急躁、焦虑、抑郁、狂躁等心理问题，担心损伤后不能恢复、就诊的经济负担、损伤产生的家庭和工作等方面的问题。可采用医学教育、心理咨询、集体治疗、其他患者示范等方式来消除或减轻患者的心理障碍，使其发挥主观能动性，积极地进行康复治疗。⑧康复教育。要使患者和家属了解疾病的概况、病因和主要临床表现及各种功能障碍状态和预后情况，介绍康复治疗措施的目的和方法，取得支持与配合；教会患者和家属在日常生活活动中保护肢体，帮助其尽快适应生活；同时要强调健康饮食的重要性，改善心理状态，促进康复。

四、脑卒中康复护理理论解析与实践

1. 概述

脑卒中又称脑血管意外，是指由急性脑血管破裂或闭塞，导致局部或全脑神经功能障碍持续时间超过 24 小时或引起死亡的神经功能缺损综合征。脑卒中按发病原因可分为缺血性脑卒中和出血性脑卒中，前者发病率高于后者。脑卒中是我国的常见病，其发病率、致残率和致死率都相当高。据调查，我国每年新发病例约 200 万例，死于中风者近 100 万人，大约 3/4 的存活者不同程度地丧失劳动能力，严重影响患者的日常生活，并给家庭和社会带来沉重负担。为改善患者的功能障碍，提高其生活自理能力，减轻社会及家庭负担，脑卒中的康复治疗及护理显得尤为重要。

2. 临床表现

起病突然是脑卒中的主要特点，发病即会出现相应的症状和体征。根据不同病因又会出现不同症状。

（1）缺血性脑卒中。根据脑动脉狭窄和闭塞后神经功能障碍的轻重及症状持续时间的长短可分为三种类型。①短暂性脑缺血发作（TIA）。神经功能障碍持续时间不超过 24 小时，患者表现为突发的单侧肢体无力、感觉麻木、一时性黑矇及失语等大脑半球供血不足的表现，或以眩晕、复视、步态不稳、耳鸣及猝倒为特征的椎基底动脉供血不足表现。症状可反复发作，自行缓解。②可逆性缺血性神经功能障碍（RIND）。发病似 TIA，但神经功能障碍的持续时间超过 24 小时，可达数天，也可完全恢复。③完全性脑卒中（CS）。症状较上述二类型严重，神经功能障碍长期不能恢复。

（2）出血性脑卒中。患者表现为突然出现意识障碍、偏瘫，重症者可出现昏迷、完全性瘫痪及去皮质强直、生命体征紊乱。

3. 主要功能障碍

（1）感觉功能障碍。偏瘫侧感觉常受损但很少缺失。多表现为深浅感觉（痛觉、温度觉、触觉、本体觉）减退或丧失，也可出现感觉过敏或异常感觉，有时可出现剧烈疼痛。

（2）运动功能障碍。运动障碍由锥体系受损引起，是最常见的障碍之一，多表现为一侧肢体不同程度的瘫痪或无力，即偏瘫。脑卒中偏瘫患者运动功能的恢复一般经过 3 个时期，即弛缓期、痉挛期和恢复期。

（3）共济障碍。共济障碍是指四肢协调动作和行走时的身体平衡发生障碍。共济障碍由锥体外系受损引起，表现为各种不随意运动、肌张力异常、四肢协调运动功能低下和平衡功能障碍。

（4）言语障碍。言语障碍包括失语症和构音障碍。失语症是指正常获得语言能力后，由于大脑半球（多见于优势半球）言语区损伤，表现为听、说、读、写的能力障碍。构音障碍是由大脑损害引起构音器官的运动麻痹或协调运动障碍所致，表现为发音不清、音量小等。

（5）认知障碍。①意识障碍。是指大脑皮质的意识功能处于抑制状态，认知活动的完整性降低。②智力障碍。智力是个体正确地理解、判断和推理的能力。脑卒中可引起记忆力、定向力、计算力等思维能力的减退，智力低下。③记忆力障碍。脑卒中患者的记忆障碍有：短期记忆障碍，表现为对新近发生的事情刚才还记得，一会儿就忘了，能保持短暂的记忆，而对过去的旧事都记忆犹新。长期记忆障碍，表现为回忆过程障碍，新近事记忆受累，逐渐远事记忆也受影响，可呈进行性加重。④失认症。是指对视觉、听觉、触觉等感觉途径获得的信息缺乏正确的分析和识别能力，而造成对感知对象的认识和鉴别障碍。病变部位多位于顶叶、枕叶、颞叶的交界区。⑤失用症。是指患者在无运动和感觉障碍时，不能完成有意识的活动，但可以做某些无意识的活动。例如，患者不能执行运动的口头指令，也不能模仿他人的动作（屈伸手指、吹口哨等）；不能按照正常程序完成吸烟动作；不知如何穿衣服等。脑卒中常见的类型有意念性失用、运动性失用、结构性失用和步行失用。

（6）日常生活活动能力障碍。运动功能、感觉功能、认知功能等多种功能障碍并存，导致了脑卒中患者日常生活活动能力障碍的存在。

（7）心理障碍。表现为易怒、顽固、挑剔、不耐心、冲动、任性、淡漠或过于依赖他人等。

（8）其他障碍。包括膀胱与直肠功能障碍、肩部功能障碍、关节活动障碍、面神经功能障碍、废用综合征、误用综合征等。

4. 康复评估

（1）运动功能评估。运动功能评估主要是对肌力、肌张力（运动模式）、肌肉协调与平衡能力进行评估。Brunnstrom偏瘫运动功能6阶段评估法是脑卒中偏瘫的运动功能评估中最常用的评估运动模式的一种方法。6阶段分别为：Ⅰ期——迟缓阶段；Ⅱ期——出现痉挛和联合反应阶段；Ⅲ期——连带运动达到高峰阶段；Ⅳ期——异常运动模式阶段；Ⅴ期——出现分离运动阶段；Ⅵ期——正常运动状态。

（2）感觉功能评估。感觉功能评估包括患者的痛温觉、触觉、关节觉、振动觉、皮肤定位觉、实体觉、体表图形觉、两点辨别觉是否异常或消失。认知评估则包括患者对事物的注意、识别、记忆、理解及思维有无障碍。

（3）言语功能评估。评估患者的发音情况及各种语言形式的表达能力，包括听、说、读、写和手势表达。脑卒中患者常伴有言语—交流功能障碍，故还要进行言语障碍的评估。

（4）认知功能评估。主要评估患者对事物的注意、识别、记忆能力以及评估患者的理解和思维有无出现障碍。

（5）摄食及吞咽功能评估。①症状评估。评估发生持续时间、频率、过程、诱发因素、伴随症状等。②实验室评估。视频荧光造影检查（VFG），即吞钡试验，精确显示吞咽速度和误吸是否存在；咽部敏感试验则主要反映咽部黏膜的敏感程度，从而间接确定感觉障碍的阈值和程度。脑卒中患者咽部感觉障碍程度与误咽有关。

（6）日常生活活动和生存质量（QOL）评估。由于脑卒中疾病本身的影响使患者出现认知、感觉、运动、言语等多种功能障碍并存，常常削弱患者衣、食、住、行等日常生活活动能力，使其基本动作和技巧能力下降或丧失。临床上常采用 PULSES 评估法、Barthel 指数评估法或功能独立性评估法（FIM）对患者日常生活活动和生存质量进行评估。

（7）情绪障碍的康复评估。脑卒中患者常易出现抑郁、焦虑等不良情绪体验，影响康复的进程与预后。评价时可根据患者的症状表现作出判断，更客观的评估是采用相应的心理评估量表。常用抑郁评估量表有 Beck 抑郁问卷（BDI）、自评抑郁量表（SDS）、抑郁状态问卷（DSI）、汉密顿抑郁量表（HRSD）；常用焦虑评估量表有焦虑自评量表（SAS）、汉密顿焦虑量表（HAMA）。

（8）平衡功能评估。三级平衡检测法在临床中应用较多。Ⅰ级平衡是指在静态下不借助外力，患者可以保持坐位或站立位平衡；Ⅱ级平衡是指在支撑面不动（坐位或站立位），身体某个或几个部位运动时可以保持平衡；Ⅲ级平衡是指患者在外力作用或外来干扰下仍可以保持坐位或站立平衡。

5. 康复治疗与护理

（1）急性期的康复治疗与护理。

①积极预防和处理临床并发症，脑卒中患者极易并发冠心病、高血压、低血压、心肌梗死等，应积极进行临床治疗和心电监护。

②正确体位。仰卧位：头部垫枕，稍偏向健侧，面部朝向患侧。患侧肩胛下放一软枕，使肩部上抬前挺，上臂外旋稍外展，肘关节伸展，腕关节背伸，掌心向上，手指伸展，均置于软枕上。患侧髋下垫一软枕，使髋关节内旋，患侧臀部、大腿及小腿中部外侧下放一沙袋，其长度要足以支撑整个大腿外侧，以防髋关节屈曲、外展和外旋。膝关节稍垫起使之微屈并向内。此体位易引起压疮及增强异常反射活动，应尽量少用，或与健侧、患侧卧位交替使用。健侧卧位：即健侧在下，患侧在上。患者头部、胸前均垫一软枕，使其患肩前伸、肩关节屈曲约90°，下面也用一软枕支撑，肘关节伸展，腕、指关节伸展放于

忱上。患侧下肢髋、膝关节自然屈曲向前，放在身体前面另一枕上。健侧下肢髋关节伸展，膝关节轻度屈曲，背后靠放一个软枕，使躯干呈放松状态。患侧卧位，即患侧在下，健侧在上。躯干稍向后旋转，后背用软枕支撑、健侧上肢放在身上或身后的软枕上，避免将其放在胸前，以免因带动整个躯干向前而引起患侧肩胛骨后缩。患侧肩胛带向前伸、肩关节屈曲，肘关节伸展、腕关节背伸，掌心向上、手指伸展张开。患臂前伸、前臂外旋，将患肩拉出以避免受压和后缩。患侧下肢伸展，患腿髋关节略后伸，膝关节轻度屈曲。健腿屈髋、屈膝向前，腿下放一软枕支撑防止压迫患侧下肢。

③被动活动。如病情较稳定，病后3～4天起对患肢所有的关节都应做全范围的关节被动运动，以防肌肉挛缩、关节挛缩或疼痛所致的二次伤残。先从健侧开始，然后参照健侧关节活动范围再做患侧。一般按从肢体近端到远端的顺序进行，动作要轻柔缓慢。重点进行肩关节外旋、外展和屈曲，肘关节伸展，腕和手指伸展，髋关节外展和伸展，膝关节伸展，足背屈和外翻。在急性期每天做2次，以后每天做1次，每次做3遍。在患者意识清醒后尽早开始做自助被动运动。④按摩。对患肢进行按摩可促进血液、淋巴回流，防止和减轻水肿，同时又是一种运动感觉刺激，有利于运动功能恢复。按摩要轻柔、缓慢、有节律地进行，不使用强刺激性手法。对肌张力高的肌群用安抚性质的推摩，对肌张力低的肌群则予以按摩和揉捏。⑤理疗。如电疗法、光疗法、磁疗法和传导热疗法等。

（2）恢复期的康复治疗与护理。

①体位变换。被动向健侧翻身：先旋转下半部躯干，再旋转上半部躯干。护理人员一手放在颈部下方，另一手放在患侧肩胛骨周围，将患者头部及上半部躯干转呈侧卧位，然后一只手放于患侧骨盆将其转向前方，另一手放在患侧膝关节后方，将患侧下肢旋转并摆放于自然半屈位。被动向患侧翻身，康复护理人员先将患侧上肢放置于外展90°的位置，再让患者自行将身体转向患侧，若患者处于昏迷状态或体力较差时，则可采用向健侧翻身的方法帮助患者翻身。主动翻身动作训练：这是最基本的躯干功能训练之一。患者双手手指交叉在一起，上肢伸展，先练习前方上举，并练习伸向侧方。在翻身时，交叉的双手伸向翻身侧，同时屈曲的双腿倒向该侧，至侧卧位，然后返回仰卧位，再向

另一侧翻身。每日进行多次训练。

②上肢训练。自助被动运动：患者取仰卧位，双手指交叉在一起，用健侧上肢带动患侧上肢，在胸前伸手上举，然后屈肘，双手返回置于胸前。这类运动多需与他人进行的被动运动交替进行，双手指交叉在一起，双上肢伸展有利于降低患侧上肢痉挛。分离运动及控制能力训练：取仰卧位，支持患侧上肢于前屈90°，让患者上抬肩部，便于伸向天花板或伸向护理人员的患侧上肢在一定范围内活动，并让患者用患手触摸自己的前额、脸颊等部位，或者让患肩外展90°，以最小限度辅助完成屈肘动作，即嘱患者用手触摸自己的嘴，然后再缓慢地返回至肘伸展位。

③下肢训练。桥式运动：目的是训练伸髋。取仰卧位，上肢放于身体两侧，或双手十指交叉，双上肢上举；双腿屈曲，足踏床，然后将臀部主动抬起，并保持骨盆成水平位，维持一段时间后慢慢地放下，即双桥式运动。在患者可较容易地完成双桥式运动后，让患者悬空健腿，仅患腿屈曲，足踏床抬臀（单桥式运动）。桥式运动可有效地防止站位时因髋关节不能充分伸展而出现的臀部后突。屈曲动作训练：取仰卧位，上肢置于体侧，或双手十指交叉举至头顶，护理人员一手将患足保持在背屈位、足掌支撑于床面，另一手扶持患侧膝关节，维持髋关节呈内收位，令患足不离开床而向头端，完成髋、膝关节屈曲，然后缓慢地伸直下肢，如此反复练习。此训练目的是抑制下肢伸肌异常运动模式的产生，促进下肢分离运动的出现。伸膝分离运动：仰卧位，患膝屈曲，护理人员用手抓住患足，使其充分背屈和足外翻。随后缓慢地诱导患侧下肢伸展，让患者不要用力往下蹬，并避免出现内收内旋。此训练目的是预防患足站立时足趾屈，并抑制小腿三角肌痉挛。夹腿运动：取仰卧位，双腿屈曲，足踏床，先把两膝分开呈外旋位，然后让患者主动合拢双膝，同时护理人员对患者的健腿施加阻力，防止其内旋内收，以期通过联合反应来诱发患腿的内旋内收。此训练的目的是训练患髋的内旋和内收，防止行走时出现患腿外旋步态。踝背屈训练：患者取仰卧位，双腿屈曲，双足踏于床面，护理人员一手的拇指、食指分开，夹住患侧踝关节的前上方，用力向下按压，使足底支撑于床面，另一手使足背屈外翻。当被动踝背屈抵抗消失后，让患者主动保持该位置，随后指示患者主动背屈踝关节。用冰、毛刷快速刺激趾尖、趾背和足背外

侧容易诱发踝背屈。

④坐位和站位平衡训练。平衡训练包括左右和前后平衡训练。要求达到三级平衡：一级为静态平衡，即躯干在无依靠下能坐稳、站稳，体重平均分配；二级为自动动态平衡，即能在躯干前后、左右、上下各方向不同摆幅摆动时保持平衡；三级为他动动态平衡，即在他人一定的外力推动下仍能保持平衡。利用摇椅有助于坐位平衡训练。坐位平衡训练包括以下两种训练方法。坐位左右平衡训练：让患者取坐位，护理人员坐于其患侧，一手放在患者腋下，一手放其健侧腰部，嘱其头部保持正直，将重心移向患侧，再逐渐将重心移向健侧，反复进行。坐位前后平衡训练：患者在护理人员的协助下身体向前或后倾斜，然后慢慢恢复中立位，反复训练。静态平衡完成后，进行自动动态平衡（二级平衡）训练，即要求患者的躯干能做前后、左右、上下各方向不同摆幅的摆动运动。坐位平衡到站起平衡的训练：训练开始时，先以健侧下肢负重，再逐渐过渡到双下肢负重。指导健手支撑床面，患者双手交叉，让患者屈髋、身体前倾，重心前移至双腿，然后做抬臀站起动作。患者负重能力加强后，可让患者独立做双手交叉、屈髋、身体前倾动作，然后自行站立。站立平衡训练：先起床站立，完成坐到站起动作后，逐步对患者依次进行扶站、平行杠内站立、独自站立以及单足交替站立的三级平衡训练。尤其要做好迈步向前向后和向左向右的重心转移的平衡训练。

⑤步行训练。一般在患者达到自动动态站位平衡以后，患腿持重达体重的一半以上，并可向前迈步时才开始步行训练。步行训练包括以下步骤。步行前准备：先练习扶持站立位下患腿前后摆动、踏步、屈膝、伸髋等动作，让患腿负重，双腿交替前后迈步，进一步训练患腿的平衡。扶持步行：护理人员站在偏瘫侧，一手提住患手，掌心向前，另一手从患侧腋下穿出置于胸前，手背靠在胸前处，与患者一起缓慢向前步行。训练时要按照正确的步行动作行走或平行杠内步行，然后扶杖步行（四脚杖→三脚杖→单脚杖）到徒手步行。改善步态训练：步行训练早期常有膝过伸和膝打软（膝突然屈曲）现象，应进行针对性的膝控制训练。如出现患侧骨盆上提的划圈步态，说明膝屈曲和踝背屈差，应重点训练。复杂步态训练：如高抬腿步，走直线，绕圈走，转换方向，跨越障碍，各种速度和节律的步行以及训练步行耐久力，增加下肢力量（如上斜

坡），训练步行稳定性（如在窄步道上步行），训练协调性（如踏固定自行车）。上下楼梯训练：上下楼梯训练应遵照健腿先上、患腿先下的原则。护理人员站在患侧后方，一手协助控制患膝关节，另一手扶持健侧腰部，帮助将重心转移于患侧。健足先蹬上一层台阶，健肢支撑稳定后，重心充分前移，护理人员一手固定腰部，另一手协助患足抬起，髋膝关节屈曲，将患足置于高一层台阶。如此反复进行，逐渐减少帮助，使患者最终能独立上楼梯。下楼梯时，护理人员站在患侧，协助完成膝关节的屈曲及迈步，患者健手轻扶楼梯以提高稳定性，但不能把整个前臂放在扶手上。

⑥物理因子治疗。针对痉挛肌群施加适当温热刺激（热敷袋、蜡疗等）可以有效缓解肌痉挛，减轻疼痛。

⑦中医疗法。传统针灸与推拿能在一定程度上提高患肢肌张力，缓解痉挛，促进康复。

⑧心理康复护理。运用心理疏导，帮助患者从认知上重塑自我，去除诱因，帮助患者建立正常的情绪反应模式；促进患者建立主动认知模式，鼓励患者通过各种方式倾诉内心痛苦体验；对患者需要给予理解和支持；给予患者安慰、激励、解释与积极暗示，指导其从正面、有利的方面看待现实，增强心理应激能力。

⑨康复教育。向患者及家属提供信息，使其了解脑卒中的病因和后果以及可能出现的并发症，告知其康复的目的与方法，以取得配合。告知患者及家属改善不良的生活方式，控制基础疾病，注意日常生活安全防护等，鼓励患者接受系统的康复治疗。

第二节 骨骼肌肉系统疾病的康复护理研究

一、骨折康复护理理论解析与实践

1. 概述

骨折是指骨的完整性破坏或连续性中断。骨折后的制动可引起肌力低下、肌肉萎缩、关节内粘连或韧带蜕变失去弹性，对功能活动有不同程度的影响。

复位、固定与功能锻炼是骨折治疗的主要环节，而功能锻炼是骨折后康复的主要手段。通过系统、全面的功能锻炼，可保持基本的运动功能，恢复肌力和关节活动度，维持全身健康。骨折后的愈合过程一般分三个阶段，即血肿机化演进期、原始骨痂形成期和骨痂改造塑形期。成人常见骨折平均愈合时间为：掌骨骨折2周，肱骨外科颈骨折7周，肋骨骨折3周，胫骨骨折7周，锁骨骨折4周，胫腓骨干骨折8周，尺、桡骨骨折5周，股骨干骨折8周，肱骨干骨折6周，股骨颈骨折12周。老年人骨折愈合时间则视老年人个体具体情况而定。

2. **主要功能障碍**

（1）关节活动范围受限。骨折后持续而牢靠的固定易引起肢体各组织的废用性变化，如肌纤维萎缩、关节挛缩、瘢痕粘连形成、局部血液循环障碍等；影响关节滑液的分泌与流动，减少了关节面之间的相互挤压，造成软骨营养障碍及萎缩，使关节软骨更易发生磨损、蜕变和破坏。

（2）肌力和肌耐力减退。肢体制动后易发生肌纤维萎缩。早期的肌萎缩通过积极的肌力训练是可以避免和改善的，但若长期严重的肌萎缩不予纠正，肌肉即发生变性，出现肌肉的纤维样变，将丧失肌肉的收缩能力。

（3）肢体血液循环障碍。肢体制动、关节活动和肌肉的收缩减少，肌肉对血管、淋巴管的挤压作用减弱，加之卧床引起血流减慢、血液黏滞性增加，导致肢体血液回流障碍，出现肢体的肿胀、疼痛，进一步影响肢体的功能活动。

（4）运动功能障碍。肢体制动影响了肢体正常的负重功能，骨骼应力负荷减少，骨骼承重能力受损。缺少运动易造成骨质疏松，导致肢体功能障碍。加上骨折造成的疼痛，活动或移动时疼痛加剧，使患者部分或全部运动功能丧失。

（5）其他功能障碍。长期卧床可引起坠积性肺炎、便秘、尿路结石及下肢血栓形成等并发症。骨折发生后患者常出现紧张、恐惧、应激甚至休克，骨折恢复初期易产生对未来生活能力的担忧，对身体完全康复的疑虑等，久病导致患者精神抑郁、悲观等心理变化。

3. **康复评估**

（1）骨折愈合情况评估。对局部骨关节及全身状况作出相应的评价。注意骨折对位对线、骨痂形成情况；观察是否存在延迟愈合或未愈合、畸形愈合、假关节形成等愈合不良情况；注意有无神经损伤、肌肉萎缩、关节挛缩、骨化性肌炎等并发症。

（2）关节活动度（ROM）评估。了解非固定关节有无活动受限，常采用关节量角器测量法。

（3）肌力、肌耐力评估。了解非固定关节的肌力和健侧肌力，常采用徒手肌力测定法评估。

（4）肢体长度及其周径测量。常用无伸缩皮尺测定肢体长度及肢体周径（围度），以了解肢体有无缩短或增长、肌肉有无萎缩或肿胀。需注意与健侧对比。

（5）步态分析。通过步态分析可以了解有无异常步态及其性质和程度。

（6）日常生活活动能力评估。对上肢骨折患者重点评估清洁卫生、穿衣、洗漱、进餐、写字等情况；下肢骨折患者重点评估步行、负重等功能。

4. 康复护理

（1）一般情况护理。定时监测患者生命体征变化，观察骨折及伤口情况、外固定的稳固性、肢体血运及皮肤情况，防止压疮、泌尿系结石、肺炎、静脉血栓等并发症的发生。根据患者病情的不同特点制定相应的护理指导方法，帮助患者提高自我照顾、自我护理的能力。

（2）饮食护理。骨折患者由于创伤或手术，机体遭受不同程度的损伤，疗程一般较长，且伤后大多食欲不振，消化吸收能力减弱，导致营养供应不足，影响创伤的修复。应根据骨伤的不同时期给予合理的饮食调护，促进骨折的早日康复。早期宜进清淡、易消化而富有营养的食物如鱼汤、蛋类、水果及蔬菜等，忌食辛辣、油腻食物。中期是骨痂形成期，宜给高蛋白及富含铁、钙的食物如猪肝、瘦肉、牛奶等。后期宜进高热量、补肝肾的食品，如多喝骨头汤，适量增加水果及蔬菜等。

（3）康复锻炼。

①阶段性康复锻炼。在骨折的康复治疗中，最重要的是功能锻炼。及早进行功能锻炼能促进骨折愈合，缩短骨折愈合时间，防止关节粘连、肌肉萎缩等。根据骨折的病理及愈合过程，功能锻炼及护理通常分三期进行，每期的康复训练可根据实际情况配合理疗。早期：伤后1~2周。此期伤肢肿胀、疼痛、

骨折断端不稳定，容易再移位。因此，此期康复的主要目的是促进患肢的血液循环，以利消肿和固定。具体方式有抬高患肢、冰敷、骨折远端向心性按摩和主动活动。其中主动活动是极其重要的康复治疗措施，一般可采用伤肢肌肉的等长收缩活动，即肌肉收缩不会引起肢体的运动，骨折部位的上、下关节应固定不动。肌肉收缩应有节奏地缓慢进行，可从轻度收缩开始，无痛时逐渐增加用力程度，直到最大力量收缩。每次收缩持续数秒，然后放松，再重复训练，每小时训练5~10分钟。原则上除了骨折处上下关节不运动外，身体的其他部位均应进行正常的活动。中期：伤后2周至伤后2~3个月，基本达到骨折临床愈合。此期伤肢肿胀逐渐消退，疼痛减轻，骨折断端有纤维连接，并逐渐形成骨痂，骨折处日趋稳定。因此，此期康复的目的首先是巩固第一阶段的成效，其次是减轻肌肉的进一步萎缩，并增加血液循环、促进骨折愈合。训练方式除继续做伤肢的肌肉收缩锻炼外，可在医护人员或健肢的帮助下，逐渐恢复骨折部位近端、远端未固定关节的活动，并逐渐由被动活动转为主动活动。后期：伤后2~3个月到1年。此期骨痂改造塑型已基本完毕，骨骼有了一定的支撑力，外固定已拆除，但多存在邻近关节的活动度下降、肌肉萎缩等功能障碍。因此，此期康复的目的是恢复受累关节的活动度、增强肌肉的力量、使肢体功能恢复正常。训练方式以抗阻活动和加强关节活动范围为主，加上肌力恢复训练，其中运动疗法是最重要的方法，辅以适当的理疗，也可装配支具、扶拐、手杖、轮椅等作为必要的功能替代。训练中所加阻力不宜过大，以免造成损伤。

②康复锻炼的重点。上肢康复锻炼的重点：上肢任何关节运动的受限都会影响手的功能，因此，在治疗上肢骨关节损伤时，除损伤局部关节的功能恢复外，其他部位都应在治疗过程中进行功能锻炼，以预防功能障碍的发生。当关节功能不能得到充分的恢复时，则必须保证其有效的、起码的活动范围，即以各关节的功能位为中心而扩大的活动范围。下肢康复锻炼的重点：下肢的主要功能是负重和行走。人体在站立负重时，稳定的程度与重心的高低、承重面的大小、重心线与承重面的关系三个因素有关。各关节在行走时的活动范围与步距有关。要保证下肢正常的负重和行走，就要求下肢各主要关节稳定，且具备一定的活动范围。因此康复护理的重点是维持下肢各关节的活动范围，进行下

肢有关肌肉肌力的训练及关节稳定性和协调性的训练。

（4）治疗相关性护理。①石膏和夹板固定。将肢体略抬高，有助于血液回流和消肿。注意观察伤肢血运，若发现伤肢严重肿胀，皮肤发凉、发紫或发白，疼痛加重或发麻，应立即报告医生及时处理。保持石膏或夹板的清洁干燥，避免水泡和重物压迫。若肿胀消退或石膏夹板松动时，应重新固定。下肢石膏固定时，患肢不能踩地，以免石膏折断。石膏内皮肤出现瘙痒时，不要用坚硬物搔抓，否则会损伤皮肤。听从医生指导，定期复查。②皮牵引和骨牵引。定时翻身，避免皮肤压疮破溃。患者多做深呼吸和拍背，多饮水，防止感染。多吃蔬菜、水果，防止大便干燥。骨牵引患者，针孔应保持干燥，每天酒精消毒两次。③手术切开固定。保持伤口敷料清洁干燥。密切观察伤口创面及敷料等情况。若伤口出现红肿或流脓，应马上请医生查看。体温超过38℃者，应及时打开敷料，观察创面有无红肿、热、痛等情况，同时遵医嘱合理使用抗生素。钢板、螺钉的取出时间根据骨折愈合情况而定。

（5）心理护理。患者大多因突然的事故造成骨折，心理一时难以承受，因而易产生焦虑、担忧和轻生的念头，影响康复。应给予患者充分理解并积极进行心理疏导，指导患者使用常用的心理调适和保健方法，使之以正确的心态应对，积极配合治疗，以心理康复促进机能康复。

5. 康复教育

（1）疾病知识教育。宣传骨折的卫生保健常识，加强安全教育，避免骨折的发生。宣传骨折后残疾的三级预防措施，减少并发症的发生。告知患者遵医嘱服药的重要性，以及用药治疗时可能出现的不良反应与处理。定期进行复诊，从而对自身病情做到早发现、早治疗。

（2）康复训练指导。向患者及家属讲解康复锻炼的重要性、方法、目的和注意事项。强调锻炼循序渐进，应遵循活动幅度由小渐大，锻炼强度由弱渐强，锻炼次数由少渐多的原则。骨折期间应遵医嘱固定关节，特别在骨痂成长初期良好的固定与制动对骨折的恢复是至关重要的。同时，进行静力练习和正常关节肌肉的活动，以防止肌肉萎缩，促进骨折愈合。

（3）日常生活指导。老年人因骨骼脱钙致骨骼脆性增加，轻度损伤即有可能导致骨折，应加强锻炼与饮食调养，补充含钙高的食品。根据患者病情变化选择合适的康复护理内容。叮嘱患者保持良好的生活习惯，并时刻注意身心健康，在轻松愉悦的心境下工作、生活。

二、截肢后康复护理理论解析与实践

1. 概述

截肢是将没有生理功能或因局部疾病严重威胁生命的肢体截除。发展中国家截肢主要原因是工伤和交通事故，发达国家最常见的截肢原因是动脉硬化、闭塞性疾病和糖尿病的并发症。

截肢康复是指从截肢手术到术后处理、康复训练、临时与正式假肢的安装和使用，直到重返家庭与社会的全过程。它对截肢者的功能恢复起到了极为重要的作用，并推动了截肢理论与技术水平的提高。只有对截肢者进行尽早的全面康复，才能在安装假肢后获得更佳的代偿功能。

2. 主要功能障碍

（1）运动、感觉功能障碍。截肢后肢体的正常解剖结构部分缺如，缺如部分的生理功能随之丧失，缺如愈多生理功能丧失也越多，功能障碍就越严重。因截肢部位的不同，功能障碍亦不同。上肢截肢后主要表现为上肢部分功能的丧失，如患肢的协调能力与精细动作、对不同性质物体及温度的分辨觉、位置觉丧失等；下肢截肢后主要表现为站立、步行、跳跃、跑和蹲等运动功能的下降或丧失。

截肢后，许多患者常会幻觉已截除的肢体仍然存在，并可能感觉到该患肢疼痛。幻肢痛严重时可伴有同侧感觉过敏、出汗异常、自主神经系统功能不稳定等情况的发生。排尿或性交时常引起幻肢痛加重。

（2）日常生活活动能力障碍。截除的肢体功能尚未被代偿，心理上一时难以接受失去肢体的事实，容易造成行动、生活习惯、社会交往等的障碍，对日常生活活动能力产生极大影响。

（3）心理障碍。截肢患者心理创伤不亚于身体创伤，患者容易造成悲观、沮丧甚至绝望的心理，在家庭、婚姻、工作、生活、社交中常容易产生心理障碍。

3. 康复评估

(1) 全身状况评估。评估患者年龄、性别、截肢日期及原因、截肢部位、截肢水平、术后伤口情况，患者心理素质及精神状态、家庭和工作情况、经济状况等。特别要注意截肢的原因和是否患有其他系统的疾病，目的是判断患者能否装配假肢，能否承受安装假肢后的康复功能训练和有无终生利用假肢活动的能力。

(2) 残肢评估。残肢状况对假肢的安装和穿戴假肢后的代偿功能有着直接的影响。理想残肢安装假肢后，经过康复训练会得到良好的代偿功能，非理想残肢则相反。残肢的评估包括残肢外形、关节活动度、皮肤情况、残肢长度、肌力、残肢血运、皮肤感觉、残肢痛与幻肢痛等。

(3) 其他肢体评估。其他肢体的状况直接影响截肢后的康复过程。如一侧小腿截肢，而对侧髋关节畸形或伴有髋部周围肌肉麻痹，对安装假肢后的功能训练和假肢使用都会造成一定的影响。

(4) 假肢评估。临时假肢评估包括临时假肢接受腔适合程度、假肢悬吊能力、假肢对线、穿戴假肢后残肢情况、步态等；永久假肢评估包括上肢假肢日常生活活动能力评估、下肢假肢步态评估、行走能力评估、假肢部件及整体质量评估等。

(5) 其他评估。日常生活活动能力和职业能力评估有助于了解生活能力和复工的可能性；残疾等级有助于对截肢者劳动能力进行明确的鉴定。

4. 康复护理

(1) 综合性护理。良好的护理可以预防和减少一些不应有的并发症，缩短康复时间，使假肢发挥更好的代偿功能。针对导致截肢的主要疾病如糖尿病、周围血管病、神经系统性疾病等或创伤性截肢的复合伤进行护理，并对全身系统疾病做好护理工作。截肢患者是否适合使用假肢，主要从心血管功能、中枢神经系统功能、视觉、肌力和关节活动范围四个方面来考察。

(2) 截肢术后常见并发症及护理。

①出血和血肿。出血量大时会出现休克，血肿会延迟伤口愈合，是造成感染和皮肤坏死的原因，需认真对待和处理。较少量的出血可以局部加压包扎止血，出血量大时应立即用止血带，到手术室进行手术探查和彻底止血。一般的

血肿可以局部穿刺，将血抽出后加压包扎，也可根据情况拆除一两针缝线，将血肿引流后加压包扎。

②感染。感染使切口裂开，可能导致骨髓炎、伤口不愈合、窦道形成，最后瘢痕愈合，影响假肢穿戴。一旦感染应及时处理，除了应用敏感抗生素外，彻底的引流是非常重要的。还可配合物理治疗，如超声波等。对长期不愈的慢性感染灶必要时可以手术彻底清创并应用含有抗生素的溶液进行持续冲洗，直到炎症完全控制。

③皮肤坏死。小面积的皮肤坏死可以换药处理，但是将造成伤口愈合延迟；较大面积的皮肤坏死，要根据情况进行游离植皮或皮瓣移植，甚至需要进行更高水平的再截肢手术。

④关节挛缩畸形。轻度畸形影响假肢的对线，当畸形较严重时则不能穿戴假肢，因此，截肢手术后早期预防关节挛缩是非常关键的。肢体应放在正确的体位，早期进行功能锻炼，加强主动和被动关节活动训练，配合理疗。可用沙袋加压挛缩关节，也可用牵引法，必要时手术矫正。

⑤残肢痛及幻肢痛。残肢痛除应用镇痛药物、理疗、针灸等保守对症治疗外，还要根据病因进行治疗，如残端骨刺可行骨刺切除。对严重顽固性幻肢痛的治疗较困难，其处理方法包括理疗、针灸、中枢性镇痛药物、心理治疗（催眠、松弛、合理情绪疗法）、穿戴假肢、手术等。

（3）残肢护理。

①做好固定，防大出血。应用石膏固定的残肢要做好石膏护理，避免石膏压迫过紧造成溃疡，或过松发生松脱。截肢术后应在患者床头备好止血带，严密观察残肢渗血量，防止残肢端的大量出血。

②残肢体位放置。手术后保持合理的残肢体位，避免发生关节挛缩。如膝上截肢，髋关节应伸直且不要外展；膝下截肢，膝关节应处伸直位。每天让患者俯卧位3次，每次保持15分钟以上。残肢抬高时不要使近端关节过多屈曲。大腿截肢术后残肢下方不要垫高。

③弹力绷带的应用。当残肢去除石膏后，为了减少残肢肿胀和过多的皮下脂肪沉积，使残肢尽早定型成熟，应由医护人员正确指导使用弹力绷带技术。其要点如下：小腿及上肢须使用宽10 cm，大腿使用宽12~15 cm，长2~4 m

的弹力绷带；全日缠绕，每天更换缠绕4～5次，夜间不能除去；弹力绷带的压力以远端比近端大为宜；凡是穿戴假肢的患者，只要是脱掉假肢期间，残肢就要用弹力绷带包扎。

④加强训练。术后应尽早离床，在指导下进行关节活动和肌力训练，尤其是臀大肌、内收肌和股四头肌的训练。

(4) 康复锻炼

①假肢装配前的训练。增加全身体能的运动训练，使用假肢行走的患者比正常人行走时要消耗更多的能量。因此，术后身体状况允许，应尽早离床进行全身康复训练，逐渐加大全身运动量，增强心肺功能，加大残肢肌力训练及关节活动范围训练，防止残肢近端关节挛缩，同时还要加强健侧肢体活动。可以进行各种适合患者的运动训练，如轮椅篮球、坐地排球、引体向上、上肢拉力训练、水中运动、利用残肢端在垫上站立负重训练、腿站立训练等。残肢训练，内容包括关节活动训练、肌力训练、增强残肢皮肤强度（特别是负重部分的皮肤）训练、使用助行器训练、站立与步行训练等。

②穿戴假肢后的训练。临时假肢装配后的训练：临时假肢装配后，开始训练假肢的穿戴，并及时开始功能锻炼，发挥假肢的最大功能。上肢假肢训练主要训练自我服侍的功能，下肢假肢训练主要训练负重和步行，维持身体平衡。下肢假肢训练主要有穿戴假肢在平行杠内训练、迈步训练、侧方移动训练、伸屈膝关节训练、上下坡训练、上下台阶训练、跨越障碍物训练等。永久假肢装配后的训练：穿戴临时假肢康复训练2个月，假肢代偿功能基本完善，而后更换永久假肢再进行训练。上肢假肢训练：从训练截肢者熟悉假肢和假肢控制系统开始，然后训练手部开闭动作和抓握不同形状和大小的物体。通常要为截肢者选用各种工具型手部装置，进行实际操作训练。下肢假肢训练：强调对各种异常步态的矫正如侧倾步态、外展步态、划弧步态等，对几种特殊路面的训练如在石子路、沙地等步行的训练、灵活性训练、倒地后站起、搬动物体、对突然意外做出快速反应能力的训练等。

(5) 心理护理。对截肢患者而言，截肢的打击是巨大的。一般来说，其心理状态全经历震惊、回避、承认和适应四个阶段。对于需要接受截肢手术的患者在术前必须做好思想工作，帮助患者认识自我价值，对现实采取承认态度，积极投入恢复自身功能的训练中去。要预先告知患者截肢平面的高度将影响美观和术后的伤残程度，详细介绍康复计划和方法及所需时间，以取得患者的配合。

5. 康复教育

（1）保持适当的体重。现代假肢接受腔形状、容量十分精确，一般体重增减超过了 3 kg 就会引起腔的过紧或过松，从而变得不合适，且下肢截肢穿戴假肢行走消耗的能量比正常人大得多，截肢平面越高耗能越大，故易致患者疲惫，影响假肢代偿作用充分发挥。应教育患者节制饮食，保持适当体重，避免肥胖。

（2）残肢保护与训练。经常清洗残肢袜套，残肢皮肤清洁后涂护肤霜保护，防止残肢皮肤发生红肿、肥厚、角化、毛囊炎、疖肿、溃疡、过敏、皮炎等，保持残肢皮肤健康；残肢应该用弹力绷带包扎，只要脱掉假肢就要包扎，以防止残肢肿胀或脂肪沉积；残肢肌肉萎缩对假肢接受腔的适配和功能均不利，因此进行残肢训练防止肌肉萎缩是非常重要的，如小腿截肢要做幻足训练，即残留的肌肉训练。

（3）假肢保护与放置。让截肢者把假肢作为自身肢体的一部分来认真对待，指导截肢者掌握保养假肢的方法。接受腔每日用中性肥皂水清洁后，再用热水擦净晾干，以保持清洁、干燥。假肢脱下后应立位摆放，不得在上面放其他东西，不要放在温度高的地方，以防变形。应置于离床较近的地方，以方便穿戴。

（4）密切观察，及时处理。注意安全，避免跌倒等意外。早期不应该长时间乘坐轮椅，避免发生髋关节屈曲外展畸形。密切观察残肢情况，防止残肢并发症，定期随访。假肢穿戴后如残肢出现过度肿胀、僵硬、严重疼痛、受压部位皮肤磨损、接受腔与残端松动或过紧、关节不稳定等情况应及时报告医生处理。

三、骨关节疾病康复护理理论解析与实践

骨关节病是指关节的炎性和破坏性病理改变，或非炎性但具有机械力学退行性，常侵犯单个或多个关节，可以是急性、能完全缓解（如化脓性）的，也

可以是慢性、终身性（如类风湿性）的。骨关节病患者所有关节结构，如骨膜、软骨、肌腱、关节囊、骨和周围肌肉均受累。康复治疗与临床治疗可相互交叉进行，康复必须因人而异，尽量在疾病早期进行功能锻炼，并持之以恒。

(一) 类风湿性关节炎

1. 概述

类风湿性关节炎（rheumatoid arthritis，RA）是一种以对称性、多关节、小关节病变为主的慢性全身性自身免疫病。主要病理改变为关节滑膜炎症、细胞浸润、血管翳形成。本病呈全球性分布，我国的人群患病率为 0.4%～1%，发病高峰年龄为 25—55 岁，男女之比为 1：3。其发病原因尚不完全明确，目前认为与感染、免疫、内分泌失调、受寒、受潮、劳累等因素有关。

类风湿性关节炎常起病缓慢，有乏力、肌肉酸痛、体重下降及低热等全身症状。常以掌指关节、腕关节和近端指骨间关节受累最多见，多呈对称性发病。根据类风湿性关节炎的病情变化，临床将其分为急性期、亚急性期和慢性期。早期表现为关节疼痛、肿胀、僵硬、晨僵明显、活动受限，逐渐导致关节破坏、强直，晚期表现为特异性畸形。可伴有关节外表现，如类风湿性结节、脉管炎、胸膜炎、间质性肺炎、心包炎、巩膜炎、肾脏疾病等。此病虽不直接引起死亡，但可造成严重残疾，影响患者日常生活和生产劳动，增加家庭及社会负担，是康复医学中重要的防治对象之一。

2. 主要功能障碍

(1) 运动功能障碍。受累关节疼痛、肿胀、僵硬，关节破坏、强直、畸形，导致患者关节活动受限甚至功能丧失，精细运动失衡，出现运动障碍。

(2) 多系统功能障碍。类风湿损害心、肺、肾、神经等组织和器官，导致其相应功能异常，患者生活质量下降，甚至危及生命。

(3) 日常生活活动能力障碍。穿脱衣服、洗澡、进食、取放东西、移动身体、上下楼梯、如厕等活动障碍，生活自理能力下降或缺失。

(4) 心理障碍。长期病痛折磨使患者痛苦不已，食无味、寝难安，加上对疾病预后的恐惧和无奈、无助心理，导致精神心理异常。常见心理障碍有焦虑、抑郁、疑病和强迫障碍。

3. 康复评估

（1）病情分期。一般分为四期。Ⅰ期：软组织肿胀，骨质疏松；Ⅱ期：软骨下骨轻度侵蚀，关节间隙稍狭窄；Ⅲ期：软骨下骨明显侵蚀、破坏、囊性变，关节间隙明显狭窄；Ⅳ期：关节半脱位，关节间隙纤维性、骨性融合。

（2）关节功能分级。一般分为四级。Ⅰ级：功能状态完好，能完成平常任务无碍（能自由活动）；Ⅱ级：能从事正常活动，但有1个或多个关节活动受限或不适（中度受限）；Ⅲ级：只能胜任一般职业性任务或自理生活中的一部分（显著受限）；Ⅳ级：大部分或完全丧失活动能力，需要长期卧床或依赖轮椅，很难或不能自理生活。

（3）关节活动度评估。患者关节功能常受限。早期RA因软组织的挛缩而关节活动范围减小，晚期关节活动范围的受限常因骨性或纤维性僵直所致。评估目的是了解关节活动范围是否影响日常生活和动作的完成，从而决定康复治疗的内容。常采用关节量角器法测量关节活动范围。

（4）肌力评估。由于本病累及指间、掌指等关节较多，故肌力评估多采用握力计法。若手的小关节畸形，使用握力计困难，可采用血压计法。

（5）其他。除上述评估项目之外，根据具体情况，可采用相关量表或方法，对患者进行疼痛评估、日常生活活动能力评估、生活质量评估及步态分析等。

4. 康复护理

（1）休息与制动。①全身休息，指导患者采取正确的休息措施。活动期患者应该卧床休息并保证充足睡眠，但是卧床休息时间要适度，不可过长，一般夜间不少于8小时、白天不少于1小时的睡眠较为适宜。过分的静止休息容易造成关节僵硬、肌肉萎缩、体能下降，因此应动静合理安排。②局部制动，急性期或手术后的关节可用夹板制动，以消肿止痛，但不能长期使用，且每日应除去夹板，进行主动或主动—辅助关节活动度训练，否则将妨碍关节的活动功能。一般连续夹板固定2~3周不会引起关节活动受限，大于4周产生可逆转的关节挛缩和骨质疏松。夹板可用不同的材料制成，如石膏或塑料，外形要和受累关节相一致。制动时应将关节置于最佳功能位。

（2）正确体位和姿势。不适当体位和不良姿势常常引起肢体挛缩。正确体位和姿势：站立时，头部应保持中位，下颌微收，肩取自然位，不下垂、不耸肩，腹肌内收，髋、膝、踝均取自然位；坐位时采用硬垫直角靠椅，椅高为双足底平置地面，膝呈90°屈曲；卧床时枕头不宜过高，尽量避免用软床垫，以防髋、膝关节屈曲畸形，足部放置支架，防止被服下压双足，以免足下垂等。仰卧位、侧卧位交替，炎症控制后应立即开展运动疗法。

（3）合理使用辅助用具。如果已造成四肢关节活动功能障碍，影响日常生活，则应训练健肢操作及使用辅助器具，必要时调整、改善家居环境，以适应残疾者的需要。拐杖或助步器减轻负重和改变重力线，减轻关节畸形发展，缓解疼痛，消肿，防止由于关节不稳定而进一步受损，但这些设备可增加上肢受累关节的额外负重。因此，拐杖或助步器上应有把手，以减少对手、腕、肘或肩部的负重。对潜在畸形者可应用固定夹板防止关节进一步损伤和畸形出现。晚上和白天不活动时可用夹板固定；在活动和自理生活时去除夹板，并逐步减少固定时间。

（4）康复锻炼。

①维持关节功能。被动活动训练：在受累关节无法达到充分活动时进行。在被动关节活动度训练前可先做热疗。训练时要注意多轴关节的各个活动轴位，活动范围和运动量以使患者仅感到稍有疼痛和稍引起或加重关节肿胀为限。此外，应注意避免可能加重畸形的情况，如手腕病变者应防止过于强力的抓握或提捏。主动活动训练：在受累关节可耐受范围内进行，宜每日3～4次，每次活动不同关节。训练前可对相应关节进行湿热敷等治疗，有利于增加活动范围、减轻疼痛。训练时尽可能进行全范围、包括各可动轴位的活动。牵张训练：在患者有肌腱、关节囊等挛缩时，可考虑进行牵张训练。根据患者情况选择被动牵张、持续机械被动牵张或重复机械牵张。训练前为减少疼痛，可应用温热疗法、超声波疗法或系列夹板。注意，急性炎症期不做被动牵张；中等量至大量积液、关节不稳定避免牵张；关节病晚期患者过度牵张可引起关节囊破坏。关节操：关节操可有效预防关节僵硬，改善关节活动能力，恢复关节活动范围。在做操前先对受累关节进行轻柔的按摩或热疗，可防止损伤，提高效果。做操时用力应缓慢，切忌粗暴，尽量达到关节最大的活动范围，以不引起关节明显疼痛为度。如有条件在温水中练关节操，既舒适效果又好。

②肌力锻炼。等长收缩：用于保护炎症性关节病变患者的肌力。因可使肌肉产生最大张力而对关节的应力最小，每日只要有数次的最大等长收缩就能保持或增加肌力和耐力，故等长收缩训练对关节炎患者是简便、安全、可行的方法。等张收缩：关节炎症已消失的患者可进行等张运动。游泳池内或水中均是等张运动的良好环境，由于浮力使作用于关节的应力减少，一定的水温更有助于关节周围肌肉等软组织放松，故水中等张运动很适宜于关节炎患者。

（5）日常生活活动能力训练。对生活自理能力减退者，应鼓励尽可能生活自理。方法：①为了达到生活自理，有时需要改变某些生活用具的结构，如使用长软把柄的餐具，口腔卫生可用电动牙刷或特别加宽、加大把柄的牙刷，自我脱穿宽大的内衣等。②活动中使关节处在最稳定的功能位，如避免膝关节扭曲，应该先站立，然后再转体；在卧、坐、站立时，均要保持良好的姿势；任何动作产生疼痛时，即应立刻停下；避免静力性用力，以避免这种力持久作用于关节的一个平面而引起损伤等。③避免加重关节畸形的活动，如不作强力的抓握或提捏物件；开罐头可用固定于架子上的开罐器而不用手来拧盖；用毛巾时，不是拧干而是压干；尽量利用身体的近侧而不是用手或手指，如用前臂而不是手托住书或购物袋；需避免使掌指关节和腕关节推向尺侧的各种压力和动作，如熨衣服、床单时向桡侧熨，旋转把柄时向桡侧旋转等。

（6）心理护理。类风湿性关节炎无特异疗法，患者带病生存期长，容易产生异常的心理状态如焦虑、恐惧等。应鼓励患者共同参与康复计划的制定，帮助其树立战胜疾病的信心，并获得必要的家庭支持。

5. 康复教育

（1）疾病知识教育。针对本病起病诱因、发病特点进行科普教育、健康讲座等，积极防治该病，降低致残率，提高生活质量。指导患者定期到医院检查，监测病情变化，观察康复治疗效果。使患者严遵医嘱，不得擅自决定增减药量、改变药物种类或长期不复诊。指导家属辅助和督导患者服药和进行各种功能训练，尽量满足其基本生活所需，鼓励患者建立与疾病作斗争的信心。

（2）关节保护指导。关节炎患者在日常生活中应重视保护关节，合理使用关节。指导患者遵循下列原则来更有效地保护好受累关节：①姿势正确。休息时要让关节保持良好的姿势，工作时应采用省力姿势和动作，并常更换姿势和动作，以免关节劳损或损伤。②劳逸结合。工作与休息合理安排，需长时间持续工作时，应在中间穿插休息，最好能让关节轮流休息。③用力适度。不要勉强干难胜任的重活，用力应以不引起关节明显疼痛为度。④以强助弱。多让大关节、强关节为小关节、弱关节代劳，以健全的关节扶助有炎症的关节，减轻他们的负担。⑤以物代劳。使用各种辅助器具协助完成日常生活活动，以弥补关节功能缺陷，减轻关节负担。⑥简化工作。把复杂工作分成多项简单工作来完成。充分利用省力设备或器材完成工作。

（3）日常保健指导。急性期患者全身症状严重，关节肿痛明显，应以卧床休息为主，减少活动，并保持关节处于功能位置。平时指导患者加强饮食营养，注意补充蛋白质与纤维素，适当补充维生素 D 和钙剂。日常生活中注意锻炼身体，强健体魄，增强机体对发病因素的抵抗能力。工作中劳逸结合，有张有弛。避免过劳、过饥、过寒，避免长时间在潮湿寒冷环境下睡眠、工作，注意保暖，天气转凉时主动采取有效缓解措施如理疗等。

（二）骨关节炎

1. 概述

骨关节炎（osteoarthritis，OA）是一种常见的慢性关节疾病，也称骨性关节病、退行性关节炎、增生性关节炎、老年性关节炎和肥大性关节炎等。其主要病变是关节软骨的退行性变和继发性骨质增生。多见于中老年人，女性多于男性，男女之比为 1∶2。发病与遗传、内分泌、代谢障碍及外伤和劳损等因素有关。多发于膝关节、髋关节、脊柱及手指关节等部位，其中膝关节的发生率最高。起病缓慢，常常没有症状，呈良性的发展过程。终末期最突出的症状是关节疼痛，负重或过度活动后疼痛加剧，休息后减轻，可伴有关节肿胀、活动受限及畸形的发生，导致关节功能减退甚至功能丧失。因此，早期诊断与早期康复治疗对防止骨关节炎致残有重要意义。

2. 主要功能障碍

（1）关节疼痛。关节疼痛为骨关节炎首发症状。本病常起病缓慢，偶在受凉、劳累或轻微外伤才感到关节酸胀痛，负重时加重。酸胀痛感觉和放射学检查的结构改变并不绝对相关联，即有放射学改变并不一定有症状，但有症状往往有放射学改变。手关节的骨关节炎放射学改变较多，但症状较其他关节轻，髋关节炎比膝关节炎少见，但症状较重。

（2）关节僵硬。长时间不活动，关节可出现暂时僵硬和酸胀感，活动后僵硬逐渐消失，酸胀感减轻。但活动过度，仍然会出现酸胀感和活动受限。关节面凹凸不平，甚至关节面破裂、骨赘碎块形成游离体等病程较长的患者，关节活动时有粗糙的摩擦音，有时会发生关节交锁。

（3）关节变形。关节软骨磨损和骨质增生导致骨赘形成和关节畸形，骨赘刺激肥厚的滑膜皱襞时疼痛加重，关节畸形使其活动受限，但无关节强直。

（4）肌肉萎缩。一般无肌肉萎缩或痉挛。当关节长期活动受限，支撑关节的肌肉可发生废用性萎缩无力。

（5）心理障碍。骨关节炎患者病程长，症状时轻时重，活动能力受限，患者常会产生焦虑、抑郁等消极心理，易加重病情。

3. 康复评估

（1）疼痛评估。可采用视觉模拟评分指数（VAS）进行评估，对治疗前后的评估结果进行比较。指数越大，疼痛程度越大。

（2）肢体围度和关节周径测量。主要了解患肢和患病关节周围的肌肉有无萎缩，患病关节有无肿胀或膨大。

（3）关节活动度测定。关节活动障碍是骨关节炎的主要临床表现之一，通过 ROM 测定可了解关节活动受限程度。可利用通用量角器或方盘量角器进行测定。

（4）肌力测定。骨关节炎患者因肢体运动减少，可致废用性肌萎缩，肌力减弱。肌力测定可反映患肢肌肉的状态。常用的测定方法为徒手肌力检查法、等长肌力测定法和等速肌力测定法，其中等速肌力测定法可定量评估肌肉功能。

（5）日常生活活动能力评估。严重的骨关节炎患者常影响其日常生活活动能力，应进行日常生活活动能力评估，以了解患者日常生活活动能力水平。

（6）生活质量评估。骨关节炎患者的生活质量可用 Meennan 的关节影响测定量表来测定。

4. 康复护理

（1）一般护理。注意休息，保护关节，避免过度活动或损伤。急性期，关节肿胀、疼痛明显应卧床休息，支具固定，防止畸形。

（2）用药指导。合理的药物治疗可以减轻患者的关节疼痛和炎症，保持关节运动功能，延缓病情发展。应指导患者用药，尤其是非甾体药物服用的注意事项及阶梯用药的意义。

（3）康复锻炼。

①关节活动训练。适宜的关节活动可以促进关节内滑液循环，改善软骨营养，减轻滑膜炎症，防止关节僵硬。可先进行关节不负重的主动运动，如肩、肘、腕等关节常采用摆动运动训练的方式。下肢宜采取坐位或卧位进行训练，以减少关节的负荷。如关节活动障碍明显，可利用康复器械进行关节连续被动运动（CPM）训练，必要时可做恢复关节活动范围的功能牵引治疗。

②肌力训练。在急性炎症期或关节固定期，虽然关节不宜做运动，但为保持肌力，可进行肌肉静力性收缩。恢复期或慢性期，可在关节能耐受的情况下，加强关节主动运动，适当进行抗阻力练习。等长康复训练：每次等长收缩坚持5秒以上，然后放松，重复进行30～40次，可增强肌肉力量，防止肌肉萎缩，对关节炎患者是简便安全而可行的方法。伸展康复训练：伸展训练可改善肌肉的协同能力，防止挛缩，对下肢骨关节炎患者能改善步态。耐力康复训练：如膝关节不负重情况下进行蹬固定自行车、游泳、平地步行等适宜的耐力训练，每次时间应少于10分钟。

③有氧训练。全身大肌群参加的有氧运动有利于脂质代谢，配合适当饮食控制，可促使体重标准化，从而减轻关节负荷，缓解骨关节炎的症状。根据患者的耐力和喜好可选择游泳、自行车、散步、太极拳、园艺等项目，以提高机体有氧代谢能力。

（4）辅助器使用指导。关节支持用具、夹板、手杖、助行器、轮椅等辅助器的使用，能保护病变部位，减少负重，防止和矫正畸形，有利于病变组织恢复。应训练患者健肢操作及正确使用辅助器。

（5）理疗指导。物理疗法主要有针灸、中频电疗、蜡疗、热敷、中药热敷、红外线、温泉浴等。若一种方法镇痛效果欠佳，可采取多种方法联合应用，如电疗＋热疗、蜡疗＋中药热浴等，每天分别在不同时间进行。

（6）心理护理。帮助患者进行心态调整，以积极、乐观的心态面对，避免焦虑、抑郁等不良情绪，有助于减轻疼痛，促进康复。

5. 康复教育

（1）疾病知识教育。向患者讲解骨关节炎的自然病程及对运动、心理、工作和休闲活动等的影响。指导患者监测病情变化，观察康复治疗效果，及时就诊。

（2）关节保护指导。主要讲解腰背肌、股四头肌等肌肉的等长锻炼，让患者掌握锻炼的要点和方法，知晓锻炼的原理和意义，并指导患者在日常生活中保护和合理使用关节。方法：①减少每日总运动量，患者的运动量应根据患病关节的耐受度来确定。运动中一旦关节出现疼痛，说明运动量过大，应立即停止运动。②使用较大和较有力的关节。③劳逸结合，动静平衡。预防慢性劳损，避免长时间对某一关节反复给予过大的运动负荷。④避免或减少屈膝运动，如爬山、上下楼梯等。⑤防止运动中受伤，特别是重大外伤，会增加这些关节患骨关节炎的危险。

（3）日常保健指导。骨关节炎的发生和发展除有一定的遗传倾向、机体本身的因素外，还有其他一些诱因如肥胖、高血压、糖尿病、更年期疾病、外伤、关节过度使用、长久保持不良姿势、受凉及受潮等，避免诱发因素可以较好地控制骨关节炎的发生和发展。指导患者适当增加维生素C、维生素E、维生素A等抗氧化剂的摄入，改变吸烟等不良生活习惯。

三、颈肩腰腿痛康复护理理论解析与实践

颈肩腰腿痛是一组以引起颈肩腰腿疼痛为主要症状的疾病的总称，是骨科常见病。这些疾病不仅给患者带来痛苦，而且也给社会造成巨大的经济损失。近50年来，世界各国对颈肩腰腿痛的病因、发病机制、诊断、分类、康复治疗、手术指征及手术方法等进行了大量研究，取得了很大进展。早期诊断与早期康复治疗对减轻疼痛、提高患者生活质量、预防并发症等有重要意义。

(一) 颈椎病

1. 概述

颈椎病（cervical spondylosis，CS）是因颈椎椎间盘、骨关节、软骨、韧带、肌肉、筋膜等发生退行性改变及其继发改变，致脊髓、神经、血管等组织受到损害，如压迫、刺激、失稳等，由此产生的一系列临床症状和体征。颈椎间盘退行性变是颈椎病发生和发展的最基本原因。本病好发于中老年人，长期伏案工作者多见。随着现代从事低头工作方式的人群增多，颈椎病的患病率不断上升，且发病年龄有年轻化的趋势。

2. 主要功能障碍

颈椎病根据其受累的主要部位所产生的表现，通常分为颈型、神经根型、脊髓型、椎动脉型、交感神经型。如果有两种以上类型同时存在，称为混合型。

(1) 运动、感觉功能障碍。各型颈椎病功能障碍存在差异：①颈型主要表现是枕颈部痛，颈活动受限，头偏向固定于一侧。颈部肌肉紧张，有压痛点。②神经根型表现为颈肩痛伴单侧或双侧上肢麻痛，部位常与受累神经支配区域一致，颈活动时加重。棘突旁有压痛和放射痛。患侧上肢乏力、沉重或持物坠落。颈椎活动受限，以后伸及患侧受限为显著。③脊髓型表现为下肢双侧或单侧发麻、沉重，随之行走困难，步态不稳。以后出现一侧或双侧上肢麻木、疼痛，手无力，晚期可出现瘫痪。

(2) 神经功能障碍。交感神经型表现为交感神经兴奋激惹的症状，少数出现抑制症状。①交感神经兴奋激素的症状有头痛、偏头痛、头晕，可伴有恶心呕吐，睑裂增大、视物模糊、眼球胀痛、瞳孔散大，心动过速、心前区痛、血压升高。此外，还有外周血管痉挛、肢体发凉、多汗等症状。②交感神经抑制的症状有头昏眼花、眼睑下垂、流泪、鼻塞、心动过缓、血压偏低、胃肠蠕动增加或嗳气等。

(3) 脑部功能障碍。短暂阵发眩晕为椎动脉型的主要症状，可同时伴有颈肩或颈枕部疼痛、恶心、呕吐、耳鸣、耳聋、视物不清、记忆力减退、行走不稳等症状。眩晕常与颈部活动有关，有些患者在颈部突然转动时跌倒，但意识大都存在。

3. 康复评估

（1）颈椎活动度评估。颈椎病的患者通常有不同程度的颈椎活动受限。颈椎可沿冠状轴做屈伸运动，沿矢状轴做侧屈运动，沿纵轴做侧旋运动，以评估颈椎活动度范围。

（2）肌力测定。肌力测定是指对肌肉或神经—肌肉损害作出确切评估的手段。肌力测定的手段有多种，目前临床多采用徒手肌力检查法。

（3）颈椎生理曲度检查。颈椎病患者常因椎旁肌的急慢性病变、颈椎退行性改变等因素而发生颈椎生理曲度改变，常见的有颈椎生理弯曲减小或后凸畸形、斜颈等。

（4）脊柱稳定性评估。评价脊柱不稳定的标准有多种。对退行性脊柱不稳定，目前临床多使用过屈过伸动态 X 线片检查，与邻近的椎间隙成角超过 15°或移位超过 3 mm，就能诊断脊柱不稳定。

4. 康复护理

（1）保持正确体位与睡姿。选择合适的枕头长度与高度。一般枕头长度在 40～60 cm 或超过自己的肩宽 10～16 cm 为宜，高度以 10～12 cm 为宜。枕芯填充物不要太软。一个理想的睡眠体位应该是使头颈部保持自然仰伸位，胸部及腰部保持自然曲度，双髋及双膝略呈屈曲状，如此可使全身肌肉、韧带及关节获得最大限度的放松与休息。避免长期低头工作，注意定期改变头颈部姿势、定期远视、调整桌面或工作台的高度与倾斜度、适时进行工间活动等。

（2）康复锻炼。康复锻炼的主要作用是通过颈背部的肌肉锻炼，增强颈背肌肉力量，保持颈椎的稳定性，缓解肌痉挛，减轻疼痛。运动疗法有多种，较常用的是徒手操，每日 3～4 次，长期坚持有较好疗效。徒手操最适用于颈椎病早期，对于有明显症状的神经根型、椎动脉型及脊髓型颈椎病患者，应在医生指导下进行。此外，使用体操、拳术、扩胸器及哑铃等上肢体育锻炼用品的运动也是颈椎病患者常常采用的运动方法。有诱发症状的动作如侧颈、转头、颈后伸等则应避免。

（3）颈围的护理。颈围的作用是固定颈椎于适当的体位，维持正常的生理曲度，限制颈椎的异常活动。颈椎病急性发作时，使用颈围有制动和保护作用，有助于组织修复和症状缓解。急性期过后颈围应去除，长期使用颈围会引起颈部肌肉萎缩、关节僵硬，不利于颈椎病的康复。需注意颈围的高度必须合适，以保持颈椎处于中间位，过高或过低均起不到治疗作用，最好给患者定做。

(4) 颈椎牵引的护理。颈椎牵引是治疗颈椎病常用的保守治疗方法。通过牵引治疗可缓解肌肉痉挛，增大椎间孔和椎间隙，减轻神经根压迫，整复滑膜嵌顿及小关节脱位。颈椎牵引主要用于神经根型颈椎病，也可用于椎动脉型和交感型，颈型及脊髓型颈椎病患者则不宜采用本治疗。牵引前做引颈试验有助于判断预后，如症状减轻则疗效较好，症状加重则不宜牵引。每次牵引时间15～20分钟，每日1次，2～3周为1疗程。常采用坐位，头前倾15°～30°。牵引重量自5公斤开始，逐日递增1公斤，最大重量可达15公斤。颈枕牵引带使用时要注意枕间距，过小会压迫颈总动脉及其分支，着力点要侧重于枕部。牵引带支架应足够宽，保证撑开牵引带不压迫颞浅动脉，否则可能会发生头晕。牵引力可随时调整，以颈部无疼痛不适，颌面、耳、颞部无明显压迫感为宜。牵引治疗后要询问患者的自觉症状，嘱患者休息片刻方可离开。

(5) 配合理疗的护理。物理治疗是一种无创治疗，有消炎、消肿、止痛、解痉等作用。颈椎病患者常用的理疗方法有高频电疗、石蜡疗法、离子导入疗法、低频脉冲、低频磁疗、经皮电刺激疗法等。要注意在急性椎间盘突出压迫椎间孔的神经根时，禁用较强烈的热疗。高频治疗患者身上不能携带金属物，颈椎手术有内固定钢板和人工心脏起搏器者禁用此疗法。电极板必须有绝缘物包裹，以防电击伤。同时，密切观察各种治疗后患者的皮肤情况、治疗效果和不适反应。

(6) 日常生活活动能力训练。训练患者生活自理能力，参加适当的家务劳动，有计划地进行肌力训练，以恢复相应的肌力。尤其是手部活动应着重加以训练，避免肌肉萎缩，从而改善手的功能。

(7) 心理护理。康复工作中始终要坚持心理康复，充分调动患者积极性，树立战胜疾病的信心，积极配合医护人员，让患者掌握必要的颈椎病知识和康复技术，进行主动康复。

5. 康复教育

（1）疾病知识教育。告知患者疾病的诱因、临床表现、治疗与护理措施、日常保健等知识。根据疾病的特点，指导患者定期复查，及时发现病情变化及治疗过程中的问题，制定随访计划，使疗效更加巩固和持久。

（2）康复训练指导。运动训练时应注意以下几个方面：①医疗体操应由医师选择动作和规定运动量；②运动应缓慢进行，幅度由小逐步增大，避免快速运动；③脊髓型及椎动脉型颈椎病发作期应当限制运动；④骨质增生明显者需慎重进行；④颈椎病术后患者，因恢复和愈合的基本条件之一是局部制动，故在术后 3 个月内应禁止做颈部运动和体操。

（3）日常保健指导。指导患者日常生活活动，提出防治措施。避免寒冷、潮湿、过劳，戒烟酒，改变不良的工作和生活习惯如长期低头、卧床阅读、看电视，无意识地甩头，枕头过高过软等，设法避免运动损伤、工伤、生活意外伤、交通事故等多种损伤。

（二）肩关节周围炎

1. 概述

肩关节周围炎（periarthritis of shoulder），简称肩周炎，俗称冻结肩，是肩周、肌腱、肌肉、滑囊及关节囊的慢性损伤性炎症。以活动时疼痛、功能受限为其临床特点。软组织退行性变、对各种外力的承受能力减弱是本病的基本因素，长期过度活动、姿势不良等所产生的慢性致伤力是主要的激发因素。多见于中老年人，50 岁左右易患此病，因而有"五十肩"之称。一般起病缓慢，3 个月左右方出现不同程度的功能受限。本病有自愈趋势，需 1~2 年。患者常因功能障碍而就诊。

2. 主要功能障碍

（1）肩关节疼痛。主要表现为肩关节周围疼痛，可放射至三角肌附着点下缘，甚至可达肘关节。多数患者在肩关节周围可触到明显的压痛点。其疼痛逐渐加重，肩关节活动时疼痛更剧烈。随着肩关节活动障碍程度加重，疼痛反而减轻。在日常生活活动中，如开门、提物、穿衣、梳头等常可诱发严重的疼痛，持续 30 秒左右。晚间疼痛较重，可在熟睡中痛醒，需起床主动活动肩关节才能缓解疼痛。

(2) 肩关节活动障碍。三角肌、冈上肌等肩周围肌肉早期可出现痉挛，晚期可发生废用性肌萎缩，导致肩关节活动受限。活动范围以外展和内旋受限为主，其次为外旋，肩关节屈曲受累常较轻。由于肩关节外展、内旋、外旋受限，因而常严重影响日常生活活动。

(3) 感觉障碍。患者肩怕冷，不少患者终年用棉垫包肩，即使在暑天，肩部也不敢吹风。

3. 康复评估

(1) 疼痛评估。疼痛是肩周炎的主要症状之一，正确评估疼痛对于把握患者的疼痛程度及是否达到理想的止痛效果具有十分重要的临床意义。目前用于评估肩周炎患者的疼痛方法主要包括口述分级评分法（VRS）、视觉模拟评分法（VAS）、简式 Mcgill 疼痛量表（MPQ）等。

(2) 关节活动度测定。测量关节活动度是对肩关节功能最为直观的反映。临床常将前屈、外展、后伸、内旋、外旋五个动作分别进行测量，并加以比较，以此来评价肩关节功能状态。

(3) 肌力测定。患者肩周围肌肉如三角肌、冈上肌等常可发生废用性肌萎缩，导致肌力下降。准确的肌力测定有助于了解患者的肩关节功能状况，并对疗效进行评估。常对肩关节五大肌群（前屈、外展、后伸、外旋及内旋肌群）的肌力进行综合评估。

(4) 日常生活活动能力评估。对患者重点评估穿上衣、梳头、翻衣领、系围裙、使用手纸、擦对侧腋窝及系腰带等日常生活活动情况。

4. 康复护理

(1) 保持合适体位。选择的枕头应适应颈椎的生理解剖结构。睡眠时在患侧肩下放置一薄枕，使肩关节呈水平位，使肌肉、韧带及关节获得最大限度的放松与休息。健侧卧位时，在患者胸前放置普通木棉枕，将患肢放置上面。一般不主张患侧卧位，以减少对患肩的挤压。避免俯卧位，因为俯卧位既不利于保持颈、肩部的平衡及生理曲度，又影响呼吸道的通畅，应努力加以纠正。

(2) 缓解疼痛。可服用消炎镇痛药物或舒筋活血药物，也可外用止痛喷雾剂、红花油等。适当物理治疗可改善血循环，消除肌肉痉挛，防止粘连，并有一定的止痛作用。同时，可通过改变患者对疼痛的认知和处理过程来帮助患者学习自我控制和自我处理疼痛的能力，教会患者肌肉完全放松运动、腹式深呼吸和局部自我按摩等，尽量减少使用患侧的手提举重物或过多活动肩关节。

（3）康复锻炼。功能锻炼是治疗肩周炎的主要手段。正确指导患者坚持功能锻炼，可缩短病程，对提高肩周炎治愈率有重要作用。在病情的各阶段，肩周炎患者均能进行相关的肩部锻炼。在早期能促进局部血液循环，改善营养代谢，预防粘连；在进展期能阻止粘连进一步发展，预防关节冻结；在后期能解除冻结，有利于肩部相关功能的恢复。方法有：①弯腰晃肩法。患者站立弯腰后患肢自然下垂。先做前后甩动，后做环旋运动，由小到大，由慢到快，反复数次。②直立爬墙法。患者面对墙壁，用患侧手指沿墙缓慢向上爬动，使上肢尽量高举，以疼痛能忍受为最大限度，划一记号，再缓缓向下回到原处，反复进行，逐渐增加高度。③体后拉手。患者双手向后，患侧上肢内旋并向后伸，由健侧手拉住患侧腕部，逐步拉向健侧并向上牵拉，反复数次。④展臂站立法。患者上肢自然下垂，双臂伸直，手心向下缓缓外展，渐渐向上拉动抬起，到最大限度后停2分钟，然后回原处，多次练习。⑤甩手锻炼。患者站立位，做肩关节前屈、后伸、内收、外展运动，动作幅度由小到大，反复进行。⑥划圈法。划圈分为竖圈、横圈。动作可顺时针或逆时针方向各划15～20圈，也可根据自己体质逐渐加量。

（4）生活护理。有些患者因为病痛，生活上部分活动不能自理。协助患者穿衣、梳头、系腰带、刷牙、洗脸、进餐等，解决患者生活中的困难，做好日常生活的护理。同时，鼓励患者主动进行锻炼，尽快恢复生活自理能力。

（5）心理护理。患者由于肩关节疼痛剧烈且活动功能障碍，易产生不同程度的恐惧、紧张、焦虑心理。应对患者进行卫生知识的宣传，提高患者对疾病的认识，从心理上配合治疗与护理，以心理康复促身体康复。

5. 康复教育

（1）疾病知识教育。根据肩周炎的发病机理对患者进行针对性的健康教育，增加防患知识。关注病情变化，及时就诊。指导患者保持稳定情绪，树立战胜疾病的信心。

（2）康复训练指导。运动锻炼注意事项：持之以恒、循序渐进才能起效；

根据个人体质、年龄、病情等的不同，选择不同运动方式；次数及运动量因人而异，运动量由小到大，逐步增加，不能操之过急；时间以晨起和睡前为佳；要柔软缓和，切忌用力过猛，即动静适度，尽量使全身肌肉、关节均得到锻炼。

(3) 保护肩关节。在同一体位下避免长时间患侧肩关节负荷；维持良好姿势，减轻对患肩的挤压；维持足够关节活动度范围和肌力训练；在疼痛时要注意局部肩关节的休息，防止过多运动；在疼痛减轻时，要尽量使用患侧进行日常生活活动能力训练。

(4) 日常生活指导。注意防寒保暖是防止肩周炎十分重要的措施。避免久居寒冷、潮湿环境，根据气候变化随时增减衣服，夏天切勿露卧受凉、避免久吹风扇，空调温度不宜过低，温差不宜过大。保持营养均衡，补充含钙质及蛋白质丰富的食物，忌食生冷食物，戒烟限酒。不要过度劳累，保证充足、高质量的睡眠，避免各种过度的活动。

(三) 腰椎间盘突出

1. 概述

腰椎间盘突出症 (lumbar intervertebral disc herniation, LIDH)，亦称为髓核突出（或脱出），或腰椎间盘纤维环破裂症，是因椎间盘退变，纤维环撕裂，髓椎向后突出压迫脊髓、神经根或马尾神经所出现的综合征。多发生于20—60岁，男女比例为4∶1。椎间盘退行性改变及积累性损伤是椎间盘突出的主要原因。腰椎间盘突出症广泛地存在于各行各业，但以劳动强度较大的行业多见，长期从事重体力劳动、剧烈体育运动、伏案工作及弯腰工作，或居住在潮湿及寒冷环境中者易患本病。腰 4 与腰 5、腰 5 与骶 1 节段是腰椎间盘突出的最好发部位。临床分型有膨出型、突出型、脱出型、游离型等。

2. 主要功能障碍

(1) 疼痛。本病最突出的症状是腰痛和放射性下肢痛。疼痛的性质有麻痛、刺痛、放射痛及烧灼样痛等，以麻痛多见。疼痛可因腹压增高如咳嗽、打喷嚏、大笑或排便等加重，久站、久坐、劳累或受凉后可出现腰腿痛加重，相反卧床休息症状可减轻。下肢放射痛多起于腰骶部、臀后部，逐渐向下放射，不同节段的腰椎间盘突出放射症状的区域不同。

（2）运动功能障碍。腰椎间盘突出时，腰椎的各方向活动均不同程度地受限。为减轻疼痛，患者常出现腰椎生理性前凸减小或消失及腰椎侧凸。当腰椎侧凸存在时，腰椎向凸侧弯曲时，腰腿痛加重明显。腰椎前屈受限也较常见。轻症患者步态正常，病情发展呈跛行步态，患肢步幅小，严重者需卧床休息。

（3）肌肉萎缩。受累神经支配的肌肉无力、萎缩。腰4神经根受累，胫前肌、股四头肌肌力减弱及肌萎缩；腰5神经根受累，踇长伸肌肌力减弱；骶1神经根受累，踇长屈肌、小腿三头肌肌力减弱，小腿三头肌萎缩。

（4）感觉功能障碍。受累神经支配区痛触觉异常（过敏或减退）。腰4神经根受压主要表现为小腿前内侧感觉异常；腰5神经根受压主要表现为足背内侧感觉异常；骶1神经根受压主要表现为足背外侧、足底感觉异常。

（5）神经功能障碍。马尾神经症状主要见于中央型髓核脱出症，临床上较少见。可出现会阴部麻木、刺痛，大小便功能障碍。女性可出现尿失禁，男性可出现阳痿，严重者可出现大小便失控及双下肢不全性瘫痪。

3. 康复评估

（1）腰椎活动度评估。腰椎可沿冠状轴做屈伸运动，沿矢状轴做侧屈运动，沿纵轴做侧旋运动。腰椎的活动除与腰椎的结构有关外，还与年龄、性别、体重等因素有关。一般正常情况下，腰椎活动度如下：屈40°伸30°，左右侧屈各30°，左右侧旋各30°。腰痛的患者通常有不同程度的腰椎活动受限。

（2）肌力测定。腰痛的患者常伴有腰肌及髂肌肌力减弱，当神经根或马尾神经受压时，尚可出现下肢肌力减弱。准确的肌力测定有助于了解患者的功能状况，并对疗效进行评估。

（3）腰椎生理曲度的检查。腰痛患者常因腰椎旁肌的急慢性病变、腰椎结构破坏或退行性改变等因素而发生腰椎生理曲度改变，常见的有腰椎生理弯曲减小或后凸畸形、腰椎前凸增加、腰椎侧弯等。

（4）脊柱稳定性评估。关于脊柱稳定性评估认为：①脊柱稳定性，生理负荷范围内，脊柱功能单位不发生异常的变形、移位和异常的过度活动，也不出现脊髓及神经系统功能损害。②脊柱不稳定性，由于脊柱功能单位和辅助结构的损害，在正常生理负荷范围内，脊柱功能单位失去维持正常结构关系的能力，发生异常活动、移位，引起进行性加重的畸形和脊髓功能结构损害。另外还有部分研究评估的工具，工具的稳定性尚待进一步验证。

4. 康复护理

（1）卧床休息。卧床休息是治疗腰椎间盘突出症的一种传统而有效的方法。要求卧硬板床。卧床休息要严格坚持，即使在症状缓解一段时间后佩带腰围下床，也不能做任何屈腰动作。如患者因生活不便而不能坚持卧床休息则会影响疗效。卧床休息中最难坚持的是在床上大、小便。如果患者不能接受平卧位大、小便，可以扶拐或由人搀扶下地如厕，切忌在床上坐起大便，以防腰部过度前屈，椎间盘更易后突。

（2）保持合适体位与姿势。合适的体位与姿势能减轻腰部负担，减少腰椎的受损。指导患者保持正确的坐姿和站立、行走、提物、家务劳动等的姿势，避免腰部过度弯曲，减少损伤的机会。一旦发现不良姿势应及时加以纠正，以免造成腰痛、腰肌紧张甚至发生脊柱侧弯等。睡眠姿势的合理性与腰痛有着十分密切的关系。仰卧位时，床垫要平，以免腰部过后伸，可在腰部另加一薄垫或令膝、髋保持一定的屈曲，这样可使肌肉充分放松，并使腰椎间隙压力明显降低，减轻腰椎间盘后突；侧卧位时一般认为右侧卧位最好，并在双上肢和双下肢之间各放置一软枕，在其后背放置硬枕，以稳定脊柱的受力。

（3）康复锻炼。腰痛与腰肌无力常同时存在，互为因果，形成恶性循环，使腰痛难以治愈。因此，加强腰椎旁肌尤其是伸肌训练在治疗和预防腰痛中具有重要作用。腰椎功能训练方法有很多，大致可分为屈曲训练和伸展训练两大类。

①伸展训练。伸展训练可有效地减小腰椎间盘后纤维环的张力及神经根的张力，改变椎间盘内的压力，使椎间盘髓核前移。还可增强伸展肌力、耐力和柔韧性，改善腰椎后凸及骨盆后倾。因此，通过伸展训练可减轻腰痛症状。但对腰椎管狭窄症、重度腰椎滑脱症、腰椎间盘游离伴明显感觉异常和肌力减弱、背伸训练后症状加重者应慎用此训练。

俯卧法。双上肢后伸，上胸部及伸直的两下肢同时缓慢离床，做背伸运动，维持10~20秒后缓慢恢复俯卧位，该训练为最常用方法，适用于青壮年患者；患者两下肢伸直交替做后伸上举动作或两下肢固定不动，上身逐渐向后做背伸运动,该方法适合老年或肥胖患者训练。

仰卧法。五点支撑法,以双足、双肘及头为支撑点,用力使躯干及下肢离床,做脊柱和髋关节过伸训练。此种方法疗效较好,但老年患者或合并颈椎病患者应慎用此方法。四点支撑法,以双足、双肘为支撑点,用力使躯干及下肢离床,做脊柱和髋关节过伸训练。此方法避免颈椎受力,弥补五点支撑法的不足,但疗效稍差。

②屈曲训练。当腰椎屈肌无力、腰椎前凸增大、骨盆前倾及腰骶角增大时,应加强屈肌的肌力。屈曲训练可加强腹肌及屈髋肌的肌力,降低椎间关节和腰椎间盘后部的压力,扩大椎间孔,伸展腰伸肌。但腰椎间盘突出症直腿抬高试验阳性的患者应慎用。常用屈曲训练的方法为 Williams 体操。

(4) 正确使用腰围。穿戴腰围可以限制腰椎的运动,特别是协助背肌限制一些不必要的前屈动作,以保证损伤组织可以局部充分休息,在腰椎间盘突出症的治疗中使用较广。但其穿戴和使用不是随意的,要使腰围对腰部真正起到保护作用,穿戴时应注意:选择腰围的规格应与患者体型相适应,一般上至下肋弓,下至髂嵴下,后侧不宜过分前凸,前方也不宜束扎过紧,应保持腰椎良好的生理曲度。药物腰围、磁疗腰围等除了制动与保护功能以外,还能辅以中药、磁疗等作用,患者可根据病情选用。腰围的穿戴使用应根据病情灵活掌握,患者经牵引或长期卧床治疗后,应严格遵医嘱穿戴腰围下地,以巩固治疗效果。当病情减轻,症状消失,则应及时取下腰围,加强自身腰背肌锻炼,以自身肌肉力量加强对腰椎的支撑和保护作用。否则,长期配戴腰围会使腰背肌肉发生废用性萎缩及关节强直,这对于腰椎间盘突出症的治疗有害无益。

(5) 腰椎牵引的护理。腰椎牵引是治疗腰椎间盘突出症的有效方法。牵引能限制腰椎的活动,减轻椎后关节压力和椎间盘内压力,扩大椎间孔及神经根管入口,促进损伤组织的修复,缓解膨出或突出的椎间盘对神经根的压迫。常用方法有自体牵引(重力牵引)、骨盆牵引、双下肢皮牵引等。自体牵引是利用患者下体重量进行牵引的方法。开始牵引时床面与水平面的夹角是 30°,以后每天增加 5°,牵引时间每次 4 小时,一般在牵引的 8~10 天后,倾角可达 70°~90°。治疗期间可配合理疗。骨盆牵引时,患者卧硬板床,牵引重量因个体差异而不同。一般两周为一疗程。牵引时双侧髂前上棘、股骨大粗隆部放置棉垫，防止压疮。牵引过程中，如果患者症状、体征加重，应减轻牵引重量或停止牵引。孕妇、严重高血压、心脏病患者禁用该法。

5. 康复教育

(1) 疾病知识教育。根据疾病特点进行病因、临床表现、防治措施等知识教育，指导患者保持活动，尽量恢复工作。指导患者克服焦虑、恐惧心理及病态行为，积极配合康复治疗，促进早日康复。

(2) 康复训练指导。腰椎间盘突出症患者普遍存在腰腹肌无力现象，影响腰椎稳定性，使症状迁延或易于复发，应提倡运动锻炼。急性期宜卧床休息2~7天，垫高小腿放松腰大肌；症状初步消退后宜尽早开始卧位腰腹肌运动，避免腰椎明显屈曲或过伸的动作；症状好转时，每日进行腰腹肌训练，至少持续3个月，以后适当进行巩固性锻炼。

(3) 家庭牵引指导。家庭牵引是治疗腰椎间盘突出非常有效而且简便的方法，但需注意：家庭牵引应在医生的指导下开展，牵引的姿势、重量、时间等都应遵医嘱进行。一般来说，牵引重量控制在患者体重的1/10~1/8。若牵引一段时间（约1周左右）后，患者症状无明显改善，则可适当增加重量。一般每日1~2次，每次持续半小时。牵引治疗原则上都需卧硬板床，以便于保持拉力。牵引所用的牵引带必须合身。根据牵引效果予以相应处理：牵引后症状若有所缓解，不应过早中止牵引，而应继续卧床结合牵引治疗，减少复发的可能；若症状无明显改善，应请医生及时帮助查明原因，采取相应的措施；若症状加重，应立即停止牵引，请医师做进一步的诊治。不适合进行牵引治疗的患者，切不可在家中自行牵引。如诊断不明确、怀疑有腰椎破坏性疾病者、全身状况较差者，有明显骨质疏松的患者，或牵引后即感症状加重、疼痛剧烈的患者，均不适宜进行牵引治疗。

(4) 日常生活指导。指导患者及其家属日常生活保健，防止腰椎进一步损伤，促进患者腰椎功能的康复。注意平时的站姿、坐姿、劳动姿势及睡眠姿势等的正确性，纠正不良姿势和习惯。选择合适的坐具、卧床，经常变换体位，鞋跟高度一般以3 cm左右为宜，以防腰肌劳损。加强锻炼，增强体质，尤其加强腰背肌肉功能的锻炼，以提高腰椎的稳定性、灵活性和耐久性。合理使用空调，室温在26 ℃较适宜，冷风切忌对着腰部及后背吹，避免室温太低、凉气过重，使腰背肌肉及椎间盘周围组织的血运障碍，增加了腰痛的概率。药膳具有提供食物的营养和药物的治疗双重作用，食用药膳简单方便，易于坚持。症状较轻或病程较长的腰椎间盘突出症患者可根据具体病情和条件，选择适于自己服用的药膳。

四、骨质疏松症康复护理理论解析与实践

1. 概述

骨质疏松症（osteoporosis，OP）是指骨质减少，骨组织微细结构破坏引起骨脆性增加、易发生骨折的一种全身性、进行性的慢性代谢性骨病。骨质疏松症是由内分泌、免疫、营养、废用、遗传等多种因素共同作用的结果。根据发病机制，可将其分为原发性和继发性二大类。原发性骨质疏松症又分为绝经后骨质疏松症（Ⅰ型）和老年性骨质疏松症（Ⅱ型），占骨质疏松发病总数的85%～90%。继发性骨质疏松症多见于大量服用皮质类固醇药物、性激素减少、酒精中毒、活动减少以及失重（太空飞行）和吸收不良等情况。临床上以老年人最为常见，发病率女性多于男性。

随着老年人口的增加，我国骨质疏松患者数急剧增加。在日常生活活动中，不经意的活动、轻微的损伤、日常的负重等轻微的外力作用均可造成脆性骨折。骨质疏松症性骨折导致的功能丧失严重威胁人群身心健康，其昂贵的治疗费和较长的治疗周期给家庭和社会带来了沉重的负担，所以掌握防治该病的康复护理方法具有重要的现实意义。

2. 主要功能障碍

（1）骨痛。原发性骨质疏松症常以不同程度的骨痛为主要临床表现，可发生在不同部位，最常见于腰背部，其特点是在长时间保持固定姿势、负荷增加或轻度外伤后疼痛加重或活动受限，严重时翻身、起立、坐及行走都有困难。

（2）脊柱变形。多在疼痛后出现。骨质疏松严重者，可出现身高缩短和驼背。脊柱椎体前部多由松质骨组成，因骨量丢失，骨小梁萎缩，使椎体疏松而脆弱，负重或体重本身的压力使椎体受压变扁致胸椎后突畸形，形成驼背。

（3）骨折。其特点是无外力或轻度的外力作用下均可发生骨折，骨折的常见部位为肋骨、腰椎、髋部、桡骨、尺骨远端和股骨近端。椎体压缩性骨折多

见于绝经后骨质疏松症患者,主要表现为突然腰背锐痛、脊柱后突、不能翻身、局部叩击痛;髋部骨折以老年性骨质疏松症患者多见,通常于摔倒或挤压后发生;股骨颈骨折表现为腹股沟中点附近压痛,纵轴叩痛;股骨转子间骨折在大转子处压痛,病变下肢出现内收或外旋畸形,不能站立和行走。

(4) 呼吸功能下降。胸腰压缩性骨折和脊柱后突、胸廓畸形可使肺活量和最大换气量显著减少。老年人多数肺功能随着年龄增加而下降,若再加上骨质疏松症所致胸廓畸形,患者往往可出现胸闷、气短、呼吸困难等症状。

3. 康复评估

(1) 骨量和骨质量的评估。骨量是诊断骨质疏松的重要指标,也是影响骨折发生率的重要指标。目前广为使用的评估方法是双能 X 线检查。WHO 将骨质疏松定为低于诊断标准 2.5 个标准差以上。骨质量指的是骨骼生物力学性能的特性,主要包括骨转换率、矿化程度、微损伤的堆积、骨基质蛋白、骨结构和骨大小等。

(2) 疼痛评估。疼痛是骨质疏松症患者的主要症状之一,也是限制其功能活动的重要因素。对于疼痛的描述应包括疼痛的强度、特点、时间、部位、疼痛的影响及影响疼痛的因素等。国际公认可靠的 McGill 疼痛问卷通过多项选择,对以上各个方面进行定级和描述。

(3) 骨折评估。骨折是骨质疏松症患者最常见的临床表现之一,并常导致严重的后果。骨折的评估主要涉及骨折的部位、程度及骨折的影响,包括疼痛、运动功能、生存质量的影响等,以评估患者骨折的稳定程度,是否需要固定,能否承受运动产生的应力,运动对于骨折是否有益等。

(4) 功能评估。对于功能的评估是骨质疏松症康复重要的、必不可少的内容。运用广泛的 Barthel 指数评估法,不仅可用于偏瘫的评估,对于骨质疏松症的评估也可借鉴。此外功能独立性评价量表以及评估情绪的量表如汉密尔顿焦虑抑郁量表等,对骨质疏松症患者功能的各个方面都提供了很好的评估途径。

(5) 生活质量评估。骨质疏松的最终损害在于生存质量,生存质量的问题是我们重点关注的问题之一。一般的生存质量评估都包括躯体、心理、社会方面、健康的自我评价、经济状况等。较常用的量表有 SF-36 量表、

WHOQOL-100 和 WHOQOL-BRIEF 量表。国内常用骨质疏松症患者的生存质量量表,该量表包含 75 个条目,覆盖了与生活质量有关的 5 个维度(疾病、生理、社会、心理、满意度)和 10 个方面。

4. 康复护理

(1) 饮食调节。饮食调节的目的是在合理能量和蛋白质供给的基础上,通过膳食补充钙、磷、维生素 D 等,有效预防或治疗骨质疏松症。①充分摄入钙。膳食钙的供给量以每天 800 mg 为宜,更年期妇女和老年人每天应达到 1 000~1 500 mg。必要时可适量补充钙剂,但总钙摄入量每天不超过 2 000 mg,这是钙的可耐受最高摄入量,过量摄入会增加患肾结石等疾病的危险性。②适量摄入磷。膳食磷的供给量以每天 700 mg 为宜,合适的钙磷比例有利于钙的利用和减慢骨钙丢失,但不可过高,磷的可耐受最高摄入量为每天 3 000 mg,若磷摄入过多可能会有加重骨质疏松的危险性。同时有些食品在加工时添加了多种含磷的添加剂,在食用时应考虑到。③充足的维生素。维生素 D 可促进钙的吸收和利用,适当晒太阳或做日光浴,通常不会缺乏维生素 D,日晒较少的人群应注意增加维生素 D 的摄入。维生素 A 促进骨骼发育,维生素 C 促进骨基质胶原蛋白的生成,还可作用于成骨细胞,使之分泌磷酸酶,对骨折的修复有重要作用,故均应充分供给。④适量的蛋白质。蛋白质是构成骨骼有机基质的原料,可促进钙的吸收和储存,但过量也可增加钙的排泄,故应适量供给。

总之骨质疏松症患者饮食需均衡。适量进食蛋白质及含钙丰富的食物如牛奶、鱼、豆制品。水果以橙、柑、西柚、奇异果等为佳,因其含有丰富的维生素 C,有助于骨骼健康。减少钠盐摄入,少吃腌制食物,可减少钙质流失。戒烟酒,适量饮茶和咖啡,少喝碳酸饮料,忌辛辣、过咸及过甜等刺激性食品。

(2) 正确姿势。指导骨质疏松患者有意识持续地保持良好的姿势,如卧位时用硬板床垫和较低的枕头尽量使背部肌肉保持挺直;站立时肩膀要向后伸展,挺直腰部并收腹;坐位时应双足触地,挺腰收颈,椅高及膝。尽量做到读书或工作时不向前弯腰,尽可能避免持重物走路,不要经常采取同一姿势,以免增加骨骼负担。

(3) 疼痛护理。疼痛是骨质疏松症最常见的症状,缓解疼痛尤为重要。注意保暖及避免寒冷刺激，平时宜用温水，天气变化时注意增减衣物，睡卧时盖好衣被，避免受凉，可防止肌痉挛和缓解疼痛。因病情需要长时间处于同一体位如仰卧时，可在膝下垫软枕，将患膝置于膝关节屈曲位，减轻腰部压力。对于疼痛部位还可采取热敷、按摩、超短波治疗、中频电疗等方法达到消炎和止痛效果。

（4）运动护理。WHO明确提出骨质疏松症治疗的三大原则：补钙、运动疗法和饮食调节法，运动是防治骨质疏松症最有效和最基本的方法。常用的运动方法有：握力锻炼，用握力器每日坚持握力训练30分钟以上，能防治桡骨远端和肱骨近端骨质疏松症。耐力运动，以慢跑和步行为主要方式，每日慢跑或步行2 000~5 000米，能有效防治下肢及脊柱的骨质疏松。俯卧撑运动，每日一次，尽量多做，注意每次所做数量不少于前一次。本运动能防治股骨颈、肱骨近端、桡骨远端骨质疏松症。伸展或等长运动，伸展或等长运动的最大作用是增加耐力。在此训练过程中，相关部位骨的负荷应力增加，血液循环改善，骨密度增加。常用上肢外展等长收缩、下肢后伸等长运动、躯干伸肌等长运动训练等。

（5）用药护理。骨质疏松症治疗药物大致分为三类：①促骨矿化剂如碳酸钙、维生素D等。口服钙剂不可与绿叶蔬菜同服，使用期间还应增加饮水量，防止泌尿系统结石或便秘。②抗骨吸收剂如降钙素、雌激素等。降钙素不能口服，可肌肉注射，使用期间要观察有无低血钙。雌激素使用者，应定期检查，防止肿瘤和心血管疾病的发生。③促骨形成剂如氟化钠及合成类固醇等。此类药宜晨起空腹时服用，服药后大量饮水，半小时内禁饮食，注意有无消化道反应。

（6）安全护理。跌倒是骨折及软组织创伤的主要因素，因此要注意居家安全。可采用Morse评分表判断是否为跌倒高风险，及时采取有效措施，适当改造患者生活环境，去除家庭和周边环境的障碍，如清除地板上零乱的物品、室内照明应充足、卫生间有防滑装置、穿平底鞋等，以防止跌倒或坠床的发生。外出锻炼或活动时要有人陪护，防止发生意外。尽量避免弯腰、负重等行为，防止骨折。

（7）心理护理。由于骨质疏松病程较长，患者容易有消极心理，易出现焦虑、悲观情绪。特别是伴发骨折的患者，更要注意其特殊性。应加强对患者生活上的支持，关心患者，积极调动患者的内在潜力，发挥他们的主动性，使患者以最佳状态配合治疗。

5. 康复教育

（1）疾病知识教育。根据患者的年龄层、文化程度进行针对性教育，提高患者的相关知识了解程度。向患者讲解骨质疏松症的发生原因与危害，让患者掌握一些简单的操作与知识，树立预防为主的观念，消除导致疾病进一步发展的危险因素。督促定期检查，尽早发现骨量减少和骨质疏松，以便早期防治。发现骨质疏松症要积极治疗，如应用降钙素、雌激素等。

（2）康复训练指导。运动注意事项：鼓励患者多参加户外活动，增加接触阳光的时间，可促进维生素 D 的转化，利于钙的合成；根据患者自身情况制定运动处方，让患者量力而行，循序渐进，持之以恒。适宜的运动有打太极拳、游泳、跳广场舞、散步等，每周至少 3 次，每次 30 分钟。中老年人伴随心脑血管系统疾病者较多，运动前应行常规检查，运动项目尽量避免倒立、屏气等动作，以免发生意外事故。骨质疏松症老年患者应避免有最大限度向前弯腰的训练动作，因其可能引起后背的扭伤和脊柱的压缩性骨折。

（3）日常保健指导。指导患者保持良好的生活方式，减少骨质疏松的发生率；合理膳食，调整膳食结构，增加乳及乳制品的摄入。增加饮食中钙的摄入，可适当补充钙剂。改变不良的生活习惯，禁烟酒。多进行户外运动，接受日光浴等，能提高骨量、减少骨量丢失，预防骨折。体育锻炼能刺激成骨细胞活动，有利骨质形成。保持良好心态，适当调节心情和自身压力可保持弱酸性体质，从而预防骨质疏松症的发生。

第六章　健康素养

第一节　理论基础

一、健康素养的界定

健康素养（health literacy）是健康教育与健康促进工作中一个比较新兴的概念，是描述健康教育及其相关工作成果的一个综合性指标。世界卫生组织认为，"健康素养代表着认知和社会技能，这种技能决定了个体具有动机和能力去获取、理解和利用信息，并通过这些途径去促进健康"。

二、老年人健康素养研究进展

健康素养概念是从 20 世纪 70 年代中期开始出现并发展的，1974 年 Simonds 的文章讨论了健康教育作为政策问题对卫生保健系统、教育系统、大众传播方面的影响，并提出了应为各年级学生制定健康素养的最低标准，这篇文章第一次提出了健康素养的概念。1990 年后，关于健康素养的研究逐渐开展，对健康素养内涵的研究也更注重于个体能力的研究。1995 年，美国《国家健康教育标准》中对健康素养的定义是"个体具有获得、解释和理解基本健康信息与服务的能力，并能用信息和服务来促进个体的健康"。而美国国家医学图书馆提出的概念更为宽泛，指的是"个体获得、理解和处理基本的健康信息或服务，并作出正确的健康相关决策的能力"。从已有的文献来看，主要研究集中在关于健康素养的研究进展、概念解析，有部分研究健康素养的评估方法，例如目前常用的健康素养评价体系分为临床医学和公共卫生两方面。国外的健康素养评价方法主要包括四大类别：视读类健康素养测试、理解类健康素养测试、理解运用类健康素养测试和健康素养快速甄别测试。通常分别使用成年人医学素养快速评估（REALM）、成年人功能性健康素养测试（TOFHLA）、健康素养评估分量表（HLC）、提出快速甄别问题等工具进行评估。

国外健康素养研究主要分为美国式和英国式，美国健康素养以临床为导向，认为健康素养是影响健康的重要因素，健康素养低者，健康状况相对较差；英国、加拿大从公共卫生视角看待健康素养，认为它能促进人们更好地控制自身健康和改善个体，是健康教育和健康传播的结果。

我国进行健康素养研究起步较晚。目前，老年人健康素养研究多数集中于健康素养影响因素或在某个疾病健康素养方面的研究。较早的是在2007年，中国健康教育中心进行了中国公众健康素养抽样调查，以期了解我国公众健康素养状况及其影响因素，找出城乡居民健康素养的不足，为针对城乡居民不同特点确定健康素养干预重点提供依据。2008年，中国国家卫生部发布了《中国公民健康素养——基本知识与技能（试行）》，它是全世界第一份由政府颁布的有关公民健康素养的官方公告。该公告从基本知识和理念、健康生活方式和行为和基本技能三个方面阐述了健康素养的内涵。

2016年10月25日国务院印发《"健康中国2030"规划纲要》，提出把健康摆在优先发展的战略地位。规划中明确提出："要强化个人健康责任，提高全民健康素养，引导形成自主自律、符合自身特点的健康生活方式，有效控制影响健康的生活行为因素，形成热爱健康、追求健康、促进健康的社会氛围。"计划到2030年实现以下目标：主要健康危险因素得到有效控制；全民健康素养大幅提高，健康生活方式得到全面普及，有利于健康的生产生活环境基本形成，食品药品安全得到有效保障，消除一批重大疾病危害。具体指标是：居民健康素养水平由2015年的10%到2020年达到20%，2030年达到30%。到2030年基本实现以县（市、区）为单位全覆盖。开发推广促进健康生活的适宜技术和用品。建立健康知识和技能核心信息发布制度，健全覆盖全国的健康素养和生活方式监测体系。建立健全健康促进与教育体系，提高健康教育服务能力，从小抓起，普及健康科学知识。加强精神文明建设，发展健康文化，移风易俗，培育良好的生活习惯。各级各类媒体加大健康科学知识宣传力度，积极建设和规范各类广播电视等健康栏目，利用新媒体拓展健康教育。

三、老年人健康素养存在的问题

目前我国老年人健康素养存在如下问题。

(1) 健康素养水平较低，健康素养意识不强。

(2) 已有的不良生活方式难以改变。

(3) 获得健康素养资源的途径有限。

第二节　老年人健康素养提升的策略研究

一、提升老年人健康素养的社会环境策略

卫生系统的健康素养支持性环境需要在系统层面确保人们可以方便地获得和利用卫生服务信息，这更能促进患者在卫生保健中的参与以及医患沟通，促进老年人的健康。目前我国老年人健康素养提升工作，主要是各级政府部门的老龄委和民政部门的福利慈善事务部门负责。另外各级教育部门主要针对本校的学生和老师进行相关课程或讲座。整体来看，这并不系统规范。因此，需要卫生系统、教育系统和民政工作系统一起整合资源，政府和相关部门应将健康素养纳入社会发展规划，加强政策导向及组织领导，建立长期、有效的机制，加大对健康素养研究与干预的投入，对健康素养调查结果进行深入研究，提倡资源共享，分工协作，解决健康素养面临的突出问题，促进健康素养提升，提高公民健康素质，共同营造提升老年人健康素养的社会环境。

二、提升个体老年人健康素养的建议策略

(1) 建立方便可及的老年人健康素养监测和评价体系，让老年人在自己活动范围内方便进行健康素养监测，早期发现问题，早期进行干预，促进健康素养水平的提高。针对老年人个体具体情况以及社区已有的医疗资源，采取相应的干预措施，提高老年人的生命质量。

(2) 建立基于社区的长效健康教育机制。良好的健康素养需长期、科学、系统的培养，是终身的渐进过程，而健康教育是提高健康素养的有效途径。应

充分利用各种途径进行健康教育，使老年人掌握维持健康及疾病预防的相关知识，养成良好的生活方式，减少不良生活方式导致的相关疾病。自我管理的成功经验表明，慢性病老年人经过培训，可作为志愿者主动参与健康教育、信息提供及决策过程。在鼓励公民参与健康知识传播的同时，可发挥患者的潜在作用，开展个体与医护人员之间的书面与口头交流以及网络互动，以提高干预效果比较干预前后的健康素养状况，寻找、总结有效的健康教育方法，不断持续改进健康教育的质量。

（3）因地制宜提供适合老年人健康锻炼的设施和场所。目前城市社区已有的健身场所多数是室外的健身器械，由于南北气候差异大，北方冬天较冷，南方雨水多等原因，室外健身场所及设施对于部分老年人并不适合，因此，需要因地制宜加大建设适合老年人健康锻炼的设施和场所。可借鉴我国杭州等地部分地区的做法和经验，在小区内建设了室内康复锻炼场所，并配备医务人员志愿者指导老年人锻炼，取得了较好的反响，值得学习。

（4）建立健康的生活方式。

①引导合理膳食。制定实施国民营养计划，深入开展食物（农产品、食品）营养功能评价研究，全面普及膳食营养知识，发布适合不同人群特点的膳食指南，引导居民形成科学的饮食习惯，推进健康饮食文化建设。建立健全居民营养监测制度，对重点区域、重点人群实施营养干预，重点解决微量营养素缺乏、部分人群油脂等高热能食物摄入过多等问题，逐步解决居民营养不足与过剩并存问题。实施临床营养干预。加强对社区、养老机构等营养健康工作的指导。开展示范健康食堂和健康餐厅建设。争取到 2030 年，居民营养知识素养明显提高，营养缺乏疾病发生率显著下降，全国人均每日食盐摄入量降低 20%，超重、肥胖人口增长速度明显放缓。

②控烟限酒。全面推进控烟履约，加大控烟力度，运用价格、税收、法律等手段提高控烟成效。深入开展控烟宣传教育。积极推进无烟环境建设，强化公共场所控烟监督执法。推进公共场所禁烟工作，逐步实现室内公共场所全面禁烟。加强限酒健康教育，控制酒精过度使用，减少酗酒。加强使用酒精的监测。

③促进心理健康。关爱老年人心理健康问题，加强心理健康服务体系建设

和规范化管理。加大全民心理健康科普宣传力度,提升心理健康素养。加强对抑郁症、焦虑症等常见精神障碍和心理行为问题的干预,加大对老年人群心理问题早期发现和及时干预力度。加强严重精神障碍患者报告登记和救治救助管理。全面推进精神障碍社区康复服务。提高突发事件心理危机的干预能力和水平。争取到2030年,常见精神障碍防治和心理行为问题识别干预水平显著提高。

结 语

纵览全球老龄化发展的现状和趋势，世界上多数国家已经迈入老龄化社会，国内外整体呈高龄化趋势，老年人多患有慢性疾病，老年康复护理的研究势在必行，具有现实意义。本书综述了国内外康复研究以及老年康复护理研究进展，与德国、美国和日本相比较，我国老年康复护理研究正处于加快发展阶段，研究水平逐年提高，最近几年护理期刊开设了老年护理专栏，但目前尚无专门针对老年康复护理的期刊。与老年康复护理比较先进的发达国家比较，我国的老年康复护理研究需要加大努力才能缩小差距。

本书从生理、心理、社会、康复护理等方面，对老年人健康评估的理论和实践进行了探析，结合实地调研结果，就老年人的健康状况进行科学评估的理论及工具进行了验证，认为：

健康评估是老年康复护理的重要组成部分。在所调查的残疾老年人中，绝大部分对生活质量满意，所有残疾老年人均需要精神慰藉和心理支持（智力残疾的老人由家属或照护者协助完成调查），96.9%的残疾老人需要日常生活照料，70.6%的老人需要康复治疗与护理，63.4%的老年人需要其他医疗服务，因此，对于残疾老人首先要重视精神慰藉和心理支持，然后因人而异，根据老人具体健康状况和自理能力给药、提供日常生活照料，接下来为残疾老人制定科学的康复计划，在专业人员的指导和协助下进行康复治疗和护理，如同时患有其他疾病，需要提供相应的医疗服务。建议针对残疾老人的需求，加强服务设施条件的改善，配置高素质的专业技术服务人员，强化建设医养结合型或康复型医院或福利机构，提升残疾老人的服务水平。老年人健康评估过程需要根据实际情况选择合适的评估工具，获得全面、客观、准确的评估资料，来判断老年人的健康状况与功能状态，为恰当的护理提供参考依据。

老年康复护理基本技术探析主要从康复护理环境、物理疗法及康复护理、作业疗法及康复护理、心理康复护理、老年言语障碍的康复护理、中医疗法及康复护理、日常生活活动能力的康复护理和辅助器具的使用等方面进行了理论和实践的探索，认为需要根据老年人的具体情况，采取恰当的老年康复护理技术，循序渐进指导老年人进行康复，持之以恒，发挥老年人的主观能动性，促进老年人康复。同时，医护人员结合流行病学资料，对老年常见疾病康复护理进行研究，从神经系统疾病和骨骼肌肉系统疾病等方面研究了老年人疾病的康复护理，认为首先应准确评估老年人的健康状况，再针对情况制定康复护理计划，协助并指导老年患者科学的康复。

  本书还论述了国内外老年人健康素养现状及研究进展，认为目前我国老年人健康素养存在以下问题：健康素养水平较低，健康素养意识不强；已有的不良生活方式难以改变；获得健康素养资源的途径有限，建议全民共同营造提升老年人健康素养的良好社会环境。另外提升个体老年人健康素养的建议策略包括：一是建立方便可及的老年人健康素养监测和评价体系；二是建立基于社区的长效健康教育机制；三是因地制宜提供适合老年人健康锻炼的设施和场所；四是引导老年人建立健康的生活方式，例如在合理饮食、控烟限酒、促进心理健康等方面着重进行加强，可以提升我国老年人健康素养。

参考文献

中文期刊论文

[1] 黄贺梅, 赵凤臣, 关颖, 等. 郑州市机构养老模式老年人生命质量及其影响因素 [J]. 中国老年学杂志, 2012, 32 (21): 4727-4729.

[2] 罗敏, 张利岩, 韩盈, 等. 北京市城区养老服务机构老年人生活质量调查 [J]. 中国误诊学杂志, 2009, 9 (3): 744.

[3] 刘晓静, 张继良. 中国养老服务体系建设的理念、路径及对策 [J]. 河北学刊, 2013, 33 (2): 123-126.

[4] 宁素荣, 张会君, 尹姣, 等. 英国养老护理人员培训对我国的借鉴与启示 [J]. 医学与哲学 (临床决策论坛版), 2011, 32 (7): 78-80.

[5] THOMAS N D. 美国老年人社区服务系统的演变和未来发展 [J]. 重庆工商大学学报 (社会科学版), 2012, 29 (3) 70-76.

[6] 马山珊, 周立. 中美两国护士注册制度的比较及其启示 [J]. 解放军护理杂志, 2010, 27 (04): 278-281.

[7] 李巍. 德国数字化康复平台的发展和应用 [J]. 中国卫生人才, 2017 (7): 26-28.

[8] 周培. 从《德国残疾人康复与参与法》看残疾人平等权的实现 [J]. 湖北社会科学, 2011 (4): 167-169.

[9] 乔庆梅. 德国伤残康复: 理念、实践与启示 [J]. 河南社会科学, 2009, 17 (1): 144-147.

[10] 邹飞, 孔维敏, 徐敬文. 美国肿瘤康复发展的历史 [J]. 中国康复医学杂志, 2018, 33 (1): 82-85.

[11] 欧海宁, O'YOUNG B J. 美国康复医疗现状与思考 [J]. 中华物理医学与康复杂志, 2011, 33 (6): 459-463.

[12] 王天舒, 朱毅. 日本康复相关专业本硕博培养现状与启示 [J]. 中国康复医学杂志, 2014, 29 (2): 156-161.

[13] 唐强, 吴云鹏. 偏瘫的上肢功能评定方法及应用 [J]. 中国康复医学杂志, 2009, 24

(6): 576-578.

[14] 陈菊娣, 江春梅. 德国康复护理现状 [J]. 护理研究, 2010, 24 (11): 3005-3006.

[15] 凡国华. 美国医院康复治疗护理见闻及思考 [J]. 护士进修杂志, 2013, 28 (17): 1576-1578.

[16] 张明东, 袁洪平, 陈谦. 日本康复教育对中医院校康复人才培养启示 [J]. 医学理论与实践, 2017, 30 (6): 926-929.

[17] 李建军, 程军, 高峰等. 我国康复人才战略研究 [J]. 中国康复理论与实践, 2016, 22 (5): 605-607.

[18] 石瑞君, 孙丽娜. 日本老年护理见闻及对我国老年护理发展的思考 [J]. 护理学报, 2009, 16 (19): 26-28.

[19] 蔡岚. 日本渥美医院护理见闻及借鉴 [J]. 护理学报, 2009, 16 (03): 30-31.

[20] 王倩云, 鱼敏. 澳大利亚卫生体制改革趋势 [J]. 中国卫生事业管理, 2008 (03): 211-213.

[21] 彭兰地. 发达国家老年护理经验及对我国老年护理的展望 [J]. 护理研究, 2011, 25 (13): 1132-1134.

[22] 李敏, 徐慧兰, 康丹等. 老龄化背景下医养结合模式的研究现状 [J]. 中华现代护理杂志, 2017, 23 (4): 445-448.

[23] 曹俊杰. 3+1整体康复护理模式对老年痴呆症患者认知功能、生活自理能力和生活质量的影响 [J]. 中外医学研究, 2017, 15 (20): 61-62.

[24] 屠其雷. 辅助器具在养老机构康复护理中的探索与实践 [J]. 社会福利 (理论版), 2014 (1): 36-38.

[25] 于淼, 罗萍, 罗俊彪. 康复护理措施对老年慢性阻塞性肺疾病患者肺功能及生活质量的影响 [J]. 中国当代医药, 2017, 24 (6): 178-181.

[26] 范红军. 关于老年人运动保健问题的思考 [J]. 新西部, 2012 (14): 181.

[27] 余军标. 老年人健身运动时对运动负荷和方式的选择 [J]. 沈阳体育学院学报, 2004 (3): 315-316.

[28] 傅桦, 赵丽娟. 北京地区老年人口日常活动的时空特点 [J]. 首都师范大学学报 (自然科学版), 2009, 30 (3): 48-51.

[29] 刘会玲, 张瑞丽. 老年人睡眠质量的研究进展 [J]. 中国老年学杂志, 2009, 29 (5): 637-639.

[30] 赵志军, 陈长香, 李建民, 等. 老年人睡眠质量及其相关行为 [J]. 中国老年学杂志,

2006 (3): 300-301.

[31] 温秀芹,韩玲玲,赵洁. 社区高血压患者健康素养与基本公共卫生服务利用的相关性研究 [J]. 中国全科医学,2015,18 (13): 1518-1522.

[32] 王丹. 老年人后仰洗头安全又舒适? [J]. 中外女性健康,2012 (6): 22.

[33] 丁红,王继玲. 戴用可摘义齿老年人的口腔护理 [J]. 中国疗养医学. 2012,21 (9): 822-823.

[34] 陈丹丹,仝伟. 老年人饮食照料 [J]. 社会福利,2012 (2): 54-55.

[35] 徐瑾. 老年人合理进食11条 [J]. 食品与健康,2004 (10): 42.

[36] 于世刚. 确定感、安全感、控制感——人的安全需要的三个层次 [J]. 社会心理科学,2011,26 (02): 131-136.

[37] 彭华茂,王大华. 基本心理能力老化的认知机制 [J]. 心理科学进展,2012,20 (8): 1251-1258.

[38] 刘颂. 近10年我国老年心理研究综述 [J]. 人口与社会,2014,30 (1): 44-46.

[39] 杭荣华,刘新民,凤林谱,等. 心理干预对社区空巢老人的抑郁症状、孤独感及幸福感的影响 [J]. 中国老年学杂志. 2011,31 (14): 2723-2725.

[40] 陈小萍,王建华,郭靖. 浙江省养老机构老年人安全问题KAP调查与教育干预效果分析 [J]. 中国老年学杂志,2011,31 (10): 1837-1839.

[41] 李晋红. 老年人健康教育内容与策略 [J]. 实用医药杂志,2009,26 (10): 58-59.

[42] 卢维兰. 成人学习理论对教师培训的启示 [J]. 继续教育研究,2010 (01): 104-105.

[43] 杨丽. 养老机构消防安全管理对策探讨 [J]. 武警学院学报,2012,28 (06): 68-69.

[44] 陈晓玲. 安全使用轮椅知识培训对脑卒中后偏瘫患者及家属的影响 [C] // 中国康复医学会康复护理专业委员会. 中国康复护理学术高峰论坛暨推进优质护理服务研讨会论文集. 北京: 中国康复医学会,2012: 3.

[45] 王清凤,吕爱华,贾淑艳. 舒适护理对脑卒中患者使用约束带的应用探讨 [J]. 中国伤残医学,2011,19 (06): 26-27.

[46] 周君桂,范建. Morse跌倒评估量表与Berg平衡量表应用于老年患者预测跌倒风险的效果分析 [J]. 中国康复医学杂志,2012,27 (02): 130-133.

[47] 邹敏. 养老机构火灾隐患及消防安全对策研究 [N]. 中华建筑报,2012-7-20 (15).

[48] 景军,张杰,吴学雅. 中国城市老人自杀问题分析 [J]. 人口研究,2011,35 (03): 84-96.

[49] 王萍. 国内外健康素养研究进展 [J]. 中国健康教育,2010,26 (4): 298-302.

[50] 陈国永,马昱,胡俊峰,等.城乡居民健康素养比较研究[J].中国健康教育,2009,25(03):163-166+174.

[51] 薛裕钧,高涵昌.健康素养研究的现状[J].健康教育和健康促进,2016,11(2):116-119.

[52] 叶露梦,林国建,林丽华.健康素养研究进展分析[J].中国农村卫生事业管理,2018,38(8):1058-1061.

中文研究著作

[1] 蒋雯雯.长沙市养老服务体系建设研究[D].长沙:湖南师范大学,2012.

[2] 李小寒,尚少梅.基础护理学[M].第5版.北京:人民卫生出版社,1986.

[3] 李科.行业协会绩效评价研究[M].武汉:武汉大学出版社,2013.

[4] 李敏,李秀艳.康复护理学[M].南京:南京大学出版社.2014.

[5] 程云.老年护理[M].上海:复旦大学出版社,2016.

[6] 李玲,朱艳.老年护理学[M].济南:山东人民出版社,2014.

[7] 胡学军,李静.老年常见病与社区护理[M].北京:人民军医出版社,2015.

[8] 宋明进,姜晓静,等.老年病诊疗与护理[M].青岛:中国海洋大学出版社,2015.

[9] 施永兴,黄长富,等.老年护理理论与现代老年护理院实践[M].上海:上海交通大学出版社,2012.

[10] 董碧蓉.新概念老年医学[M].北京:北京大学医学出版社,2015.

[11] 李敏,刘鹏飞,黄岩松.护理营养学[M].长沙:中南大学出版社,2012.

[12] 黄岩松,李敏.老年健康照护(临床案例版)[M].武汉:华中科技大学出版社,2017.

[13] 霍春暖.养老护理员(高级)[M].北京:中国劳动社会保障出版社,2013.

[14] 黄敬亨.健康教育学[M].上海:复旦大学出版社,2007.

[15] 化前珍.老年护理学[M].北京:人民卫生出版社,2007.

[16] 孙建萍.老年护理学[M].第3版.北京:人民卫生出版社,2015.

[17] 伊藤良.从运动生化到运动处方[M].宋成忠,赵树清,译.北京:北京体育学院出版社,1989.

[18] 毛丽娟,戴宝珍.实用老年护理学[M].上海:上海医科大学出版社,1999.

[19] 邵子明.老年护理学[M].北京:高等教育出版社,2004.

[20] 李小鹰,郑秋甫.老年医学与保健——内科卷[M].北京:人民军医出版社,2013.

[21] 姜丽萍. 社区护理学 [M]. 第3版. 北京：人民卫生出版社，2014.

[22] 殷磊. 老年护理学 [M]. 北京：人民卫生出版社，2000

[23] 姚蕴伍，吴之明. 护理学基础 [M]. 上海：同济大学出版社，2008.

[24] 于欣. 老年精神病学 [M]. 北京：北京大学医学出版社，2008.

[25] 张小燕. 老年护理 [M]. 第2版. 北京：人民卫生出版社，2008.

[26] 陈志英. 老年护理 [M]. 北京：北京出版社，2011.

[27] 赵秋利. 社区护理学 [M]. 北京：人民卫生出版社，2000.

[28] 郑功成. 社会保障学——理念、制度、实践和思辨 [M]. 北京：商务印书馆，2000.

[29] 周更苏，李福胜，狄树亭. 康复照护技术 [M]. 武汉：华中科技大学出版社，2010.

[30] 刘纯艳. 社区康复照护 [M]. 北京：北京大学医学出版社，2007.

[31] 邵同先. 康复护理学 [M]. 郑州：郑州大学出版社，2006.

[32] 曹伟新，李乐之. 外科护理学 [M]. 北京：人民卫生出版社，2006.

[33] 唐莹. 老年人生活照料 [M]. 北京：北师大出版社，2015.

[34] 白人驿. 急救护理（护理专业用）[M]. 北京：高等教育出版社，2008.

[35] 王志红，詹林. 老年护理学 [M]. 上海：上海科学技术出版社，2004

英文论著

[1] STEPHENS R, COTTRELL E. A follow—up study of 200 narcotic addicts committed for treatment under the narcotic addict rehabilitation act（NARA）[J]. Addiction，1972，67（1）：45-53

[2] CHRISTINA B, SUZANNE G, MARIE R, HELLE W. A Manual-Based Phenomenological Art Therapy for Individuals Diagnosed With Moderate to Severe Depression（PATd）：A Randomized Controlled Study [J]. Psychiatric Rehabilitation Journal. 2018，May 14：1-15

[3] MOORE D T, ROBERT A. Rosenheck. Comprehensive Services Delivery and Emergency Department Use Among Chronically Homeless Adults [J]. Psychological Services. 2017, Vol. 14, No. 2：184 -192.

[4] NUTBEAM D. Health literacy as a public health goal：a challenge for contemporary health education and communication strategies into the 21st century [J]. Health Promotion International，2000，15（3）：259-267

[5] World Health Organization. Health Promotion Glossary [R]. Geneva：WHO,

1998: 10.

[6] NUTBEAM D. Health promotion glossary [J]. Health Promot Int, 1998, 13 (4): 349-364.

[7] BUTLER J T. Principles of health education and health promotion [M]. Wadsworth: Thomson Learning, 2001: 145-181.

[8] SIMONDS S K. Health education: Facing issues of policy, ethics, and social justice [J]. Health Educ Monogr, 1978, 6 (S1): 18-27.